Obstetrical & Gynecological Advanced Series

■より一層のスキルアップを目指して

婦人科手術手技
基本操作と応用（慈大式横切開法、腔式手術など）

東京慈恵会医科大学 客員教授
安田 允 著

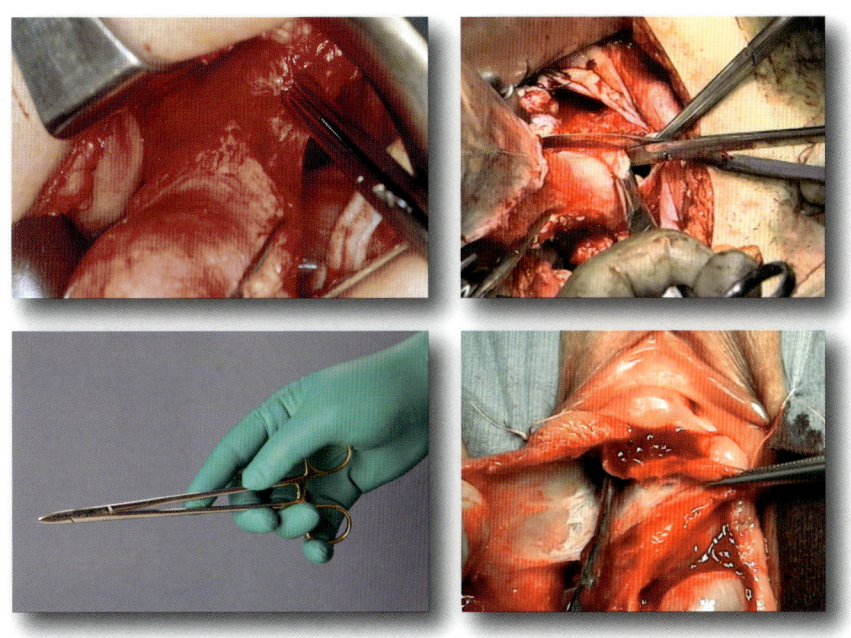

ぱーそん書房

はじめに

　従来の手術書は著名人による成書が多く、また術式の解説や手技論の多くは外科医が中心になって書かれたものが主流であった。今回の執筆にあたっては、婦人科の視点に立ち、基本技術の原点に戻り、基礎的な知識欲を満たし、誰にでもわかる基本手技の手術書にしたいと心がけた。本書では筆者自身の経験に基づいた手技と教育医療機関病院で行うべき必要最低限の基本操作を中心に述べた。

　産婦人科医、特に若い研修医たちにとっては臨床医としての必要かつ十分な手術技術を習得し、手術の能力を保持しなければ専門医としての資質を満足することはできない。

　産婦人科手術の特徴は、

①骨盤内手術は静脈との戦いであること。特に静脈叢の解剖を理解しその対応と技術を身につける。

②婦人科手術は「層の手術」であり、正しい組織層の分離と剥離が手術成功の近道となる。

③保存手術は最も難しく、結果がよくて当たりまえで、術後のクオリティーがよくなければ手術を行う意味がないものと理解する。特に広汎子宮全摘手術の基靱帯処理や仙骨前面の直腸剥離操作などは静脈叢と神経叢との戦いである。さらに瘻孔や子宮脱の手術は組織層の手術であり、質的にも難しいので心して慎重に操作する。

④産婦人科医がよく利用する連続縫合は術者と助手の共同作業であり、息を合わせ、あくまでも慎重に操作する。

などである。

　手術成績の良否は、①術者の正しい知識および技量に基づいた手術操作、はもちろんのこと、②手術設備、③術前・術後の処置・管理、により左右され、そのいずれを欠いてもよい結果は得られない。

　筆者は、術式は単純明快にて安全・確実、さらに出血量を最小限に抑えた完璧な手術を心がけてきたが、少しでも本書が皆さまのお役に立てれば幸せである。また不十分なところは読者の忌憚ないご意見とご批評をお願いする次第である。

　最後に本書が上梓できたのも、ぱーそん書房の山本美惠子さんの終始一貫した熱意溢れる編集努力によるものと、深甚の感謝の念を捧げるものである。

　　平成26年4月吉日

　　　　　　　　　　　　　　　　　　　　　　　　　　　　　　　　　　　　安田　允

目　次

I. 産婦人科手術の大切な基本事項

1 手術学 — 3
　I．手術戦略学 …………………………………………… 3
　II．手術基本手技 ………………………………………… 4

2 婦人科解剖学の基本 — 5
　I．外陰部 ………………………………………………… 5
　　・外陰・鼠径部の解剖　5
　II．骨盤底 ………………………………………………… 6
　III．骨盤内 ………………………………………………… 7
　　1．血管系…8　2．神経系…10
　IV．腹部・後腹膜腔 ……………………………………… 12

3 術者が心がけること — 14

4 助手の心がまえ — 15

5 手術手技の原則、基本操作 — 16
　I．縫合針、縫合糸、持針器 …………………………… 16
　　1．縫合針…16　2．縫合糸…17　3．持針器…19
　II．運針法 ………………………………………………… 20
　III．結紮法 ………………………………………………… 23
　IV．結紮の手技 …………………………………………… 23
　V．縫合法 ………………………………………………… 26
　　1．結節縫合…26　2．連続縫合…27　3．Z字縫合、8字縫合…27
　　4．纏絡縫合…28　5．タバコ縫合、巾着縫合…28　6．減張縫合…28
　　7．真皮縫合…28
　VI．メス、ハサミ・剪刀の使い方 ……………………… 29
　　1．メス…29　2．ハサミ、剪刀…31
　VII．鉗子 …………………………………………………… 32

i

Ⅷ．鑷子（ピンセット） …………………………………………… 34

6 止　血 ──────────────────────────── 36
    Ⅰ．止血法の種類 ……………………………………………………… 37
      1．圧迫止血…37　2．局所止血剤…37　3．結紮…38　4．縫合…38
      5．電気凝固…38　6．ヘモクリップ…38
      7．Sonic coagulation shears…38　8．動脈塞栓術（間接法）(TAE)…38
    Ⅱ．手術用電気器具 …………………………………………………… 39
      1．モノポーラ（単極式）…39　2．バイポーラシザース（双極式）…39
      3．低電圧凝固…39　4．超音波凝固切開装置…39　5．その他…40

7 皮膚切開と皮膚縫合 ──────────────────── 41
    Ⅰ．皮膚切開と皮膚縫合の心がまえ ………………………………… 41
    Ⅱ．皮膚切開の実際 …………………………………………………… 41
    Ⅲ．皮膚縫合の実際 …………………………………………………… 41
    Ⅳ．被　覆 ……………………………………………………………… 42

Ⅱ．婦人科手術の実際

1 腹壁切開：樋口式横切割法 ───────────────── 46
    Ⅰ．腹壁横切開法 ……………………………………………………… 46
      1．皮膚切開…46　2．閉　腹…53

2 腹式子宮全摘出術（慈恵医大式子宮動脈集束結紮法） ──── 60
    Ⅰ．腹腔内の確認 ……………………………………………………… 61
    Ⅱ．円靱帯の結紮・切断 ……………………………………………… 61
    Ⅲ．卵巣提索の結紮・切断 …………………………………………… 61
    Ⅳ．膀胱腹膜と膀胱の剝離操作 ……………………………………… 63
      1．第一ステップ…63　2．第二ステップ…63
    Ⅴ．ダグラス窩と仙骨子宮靱帯の操作 ……………………………… 65
    Ⅵ．子宮動静脈と基靱帯の処理 ……………………………………… 65
    Ⅶ．腟壁の切断 ………………………………………………………… 71
    Ⅷ．腟断端の縫合 ……………………………………………………… 74
    Ⅸ．腹膜開放部の点検と閉腹 ………………………………………… 75

3 腟式子宮全摘出術（無結紮法、2回結紮法） ─────────── 77
    Ⅰ．子宮腟部の輪状切開 ……………………………………………… 78
    Ⅱ．膀胱の剝離 ………………………………………………………… 80

Ⅲ．ダグラス窩の開放 …………………………………………………………81
　　Ⅳ．仙骨子宮靱帯および基靱帯の処理 …………………………………………82
　　Ⅴ．子宮動脈と基靱帯の処理 ……………………………………………………85
　　Ⅵ．膀胱腹膜の開放と子宮体部の翻転 …………………………………………88
　　Ⅶ．附属器の処理 …………………………………………………………………90
　　Ⅷ．腹膜の閉鎖 ……………………………………………………………………93
　　Ⅸ．腟壁の縫合閉鎖 ………………………………………………………………96

4　子宮脱根治手術 ─────────────────────── 97

　　Ⅰ．前腟壁形成術 …………………………………………………………………98
　　　　1．前腟壁切開…98　　2．前腟壁と腟中隔の剥離…100
　　Ⅱ．後腟壁形成と会陰形成 ……………………………………………………104
　　　　1．後腟壁切開…104　　2．肛門挙筋の縫合…106
　　Ⅲ．会陰形成 ……………………………………………………………………107

I

● 産婦人科手術の大切な基本事項

Vol. 1 手術学

●はじめに

　手術は手術手技と手術戦略を組み合わせたものであり、手術を体系的に考え、組み立て、手術学としてさらに進歩させて考えなければいけない。そのためには手術の基本手技である切開、縫合、結紮、止血などの、個人技・職人芸といわれるものの理論化が必要である。また名人技の手術手技においても一般レベルの向上につながるので大いに参考とすべきである。いわゆる「コツ」や秘技といわれるものを科学的に理論化し、学問・芸術のレベルまで高めることにより手術学がさらに重要視される。また、理論化は手術手技ばかりでなく、手術そのもののレベルの向上につながるものと期待する。

　手術学に入門し、手術を覚え始める前に、どんな手術書でもよいので軽く読み流してある程度の知識を蓄え、心の準備をすることが必要である。手術学とはいえ、やはり伝統的な徒弟制度方式で教えられる部分も多く、知識だけでは砂上の楼閣になりかねない。手術が上手になるためには、いかに多くの術者と出会い、その中からよいものを吸収し、いかに自分のものにするかである。また、あらゆる術者に教えられることはたくさんあるので、見学の精神を忘れないで頂きたい。"あの人はセンスがよく手術がうまい"と言われることがあるが、センスを最初からもっている人はいない。それはその人が努力して獲得したものであることを忘れないで頂きたい。若い先生方は、このセンスを自分のものにするための研鑽が必要になる。失敗もあるかも知れないが、しかし同じ間違いはしないことである。日々、"反省し、そこから一歩進み、また反省"の繰り返しである。「急がば回れ」とはうまいことを言ったものである。この諺はまさに手術のための言葉のようである。

I　手術戦略学

　いわゆる手術手技を用いて手術過程をいかに構成し、目標とする手術を成功に導くかが手術戦略学である。手術操作を行うにはその部位の局所解剖を正確に把握し理解することが必要で、局所解剖を理解することは安全な手術操作をするための基本となる。また血管走行の異常にも配慮することが必要で、不十分な知識・技術は収拾のつかない大出血や副損傷を招くことになる。

　保存手術や形成手術、さらに修復手術は臓器摘出術よりも次元の高いものと考えてよく、瘻孔や子宮脱の手術は質的にも難しいので解剖学的な理論戦略が必要となる。また、すべての手術においても理論づけは必要で、手技論から理論手術学・手術戦略学への発展が不可欠である。

　その第一歩は手術患者の適応・禁忌と要約をカンファレンスにて確認し、よりよい術式を選択し決定すること。加えて術前には手術戦略や手術手順を頭の中で再確認するイメージトレーニングやシミュレーションを行い、スムーズな流れを組み立てることである。また、すべての手術は術者が満足すればよいというものではなく、患者とその家族に十分に理解して頂き満足させるた

めに行うということを肝に銘じて取り組むことである。また助手やコメディカルの個人技量の向上とシステム・体制のカリキュラム整備などが基本教育のために必要となるが、今回、システムに関しては割愛させて頂き基本手技を中心に述べたい。

II　手術基本手技

　手術の遂行能力は、あくまでも高度に教育・訓練された術者の知識・手術手技と手術協力者の共同作業で完成されるのが理想的である。さらに手術後のバックアップ体制や管理も重要であり、大きな手術を実行するか否かは総合力により決定すべきであり、安易に判断・決定すべきではない。

　また、これからの産婦人科の術者は少なくとも腸管や泌尿器に対する手術技能を体得し、これらの境界領域の手術も適正、完璧に処理する能力をもつように努めるべきである。手術療法の貫徹を追求することにより、真の治療成績の向上が期待される。そのためにも基本技術、基本操作の習得を疎かにせず、日々の練習こそが理想に近づく第一歩であることを忘れないで頂きたい。

　手術操作は安全かつ確実に行うことはもちろんのこと、同時に術後の腹腔内や最後の皮膚縫合の仕上がりまでが美しくなければならない。開始から終了までが手術であり、開腹や閉腹は基本手技が試される最も大切な操作であるため、助手に対する教育・指導の最適な時間であることを術者や指導者は肝に銘じてほしいものである。

　また、手術はできるだけ短時間にすべきで、時間が長くかかるのは不必要な操作が行われているということを認識すべきである。長時間の手術は患者のQOLにとってもよくないことなので、手術時間は可及的に短時間で終了することが理想となる。

VOL.2 婦人科解剖学の基本

I　外陰部(図1、2)

　外陰部の手術は、外来で行われる小手術が多いが、ここでは外陰癌の根治手術に必要な部分について記載する。
　最近では、en bloc 方式から分別方式での外陰部の部分根治切除と片側の鼠径リンパ節郭清が導入されてきた。しかし基本的には、en bloc 方式を基本手術として熟知する必要がある。

■ 外陰・鼠径部の解剖

　外陰側方の深部には、浅会陰横筋、球海綿体筋、坐骨海綿体筋などの筋肉群がある(図4参照)が、通常はそこまで深い摘出は必要なく、筋肉群を覆う Colles 筋膜の表面までで十分である。
　鼠径部はまず鼠径・大腿部の解剖を知ることである。重要なのは骨盤内から鼠径部の大血管の走行とリンパ節の存在部位である。浅在鼠径リンパ節は鼠径靱帯の上方から大腿部に至る広い範囲に分布しているが、深部では大腿静脈の内側で卵円孔(伏在裂孔)の下端にしかリンパ節は存在しないことがわかっている。深部においては大腿動脈血管の外側には大腿神経が走行しており、不必要な郭清は損傷の危険があり行う必要はない。大腿三角部の大腿神経の走行は大腿動脈の外側深部にあり、神経、動脈、静脈、リンパ節の位置関係を理解しておけば大腿神経の損傷を回避で

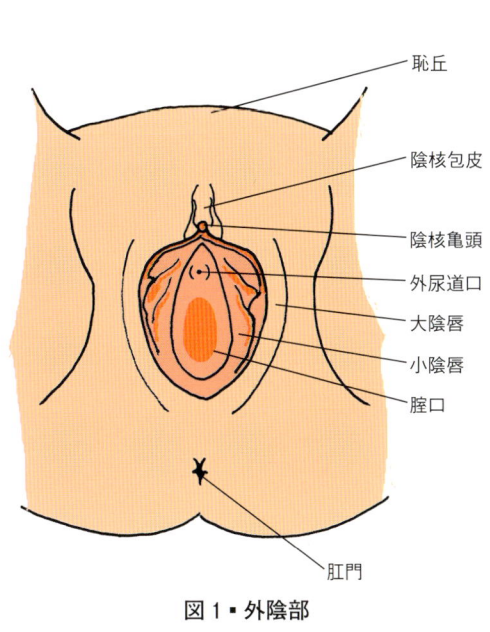

図1 ■ 外陰部

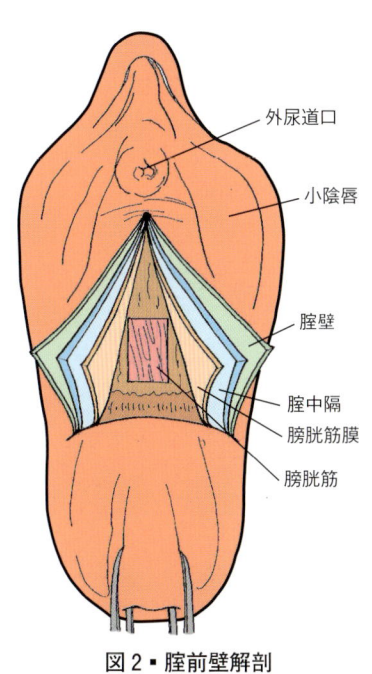

図2 ■ 腟前壁解剖

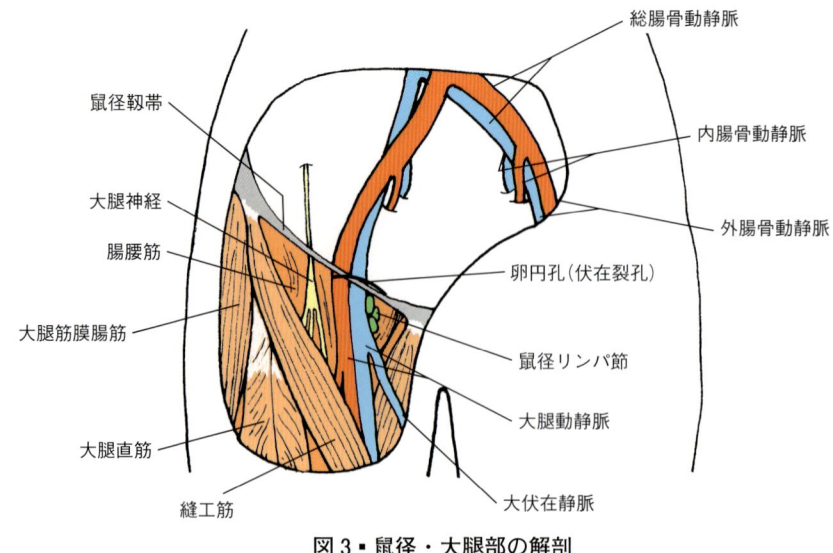

図3 ▪ 鼠径・大腿部の解剖

きる(図3)。

II　骨盤底(図4)

　性器脱の病態を理解するためには骨盤底の膀胱、尿道、子宮、腟、直腸、肛門、会陰の各臓器の解剖学的な支持組織を把握する必要がある。骨盤底は腟入口部の表面は尿生殖隔膜筋群で、その奥は肛門挙筋で支えられている。それを外陰方向から観察すると、骨盤前方は尿生殖隔膜筋群

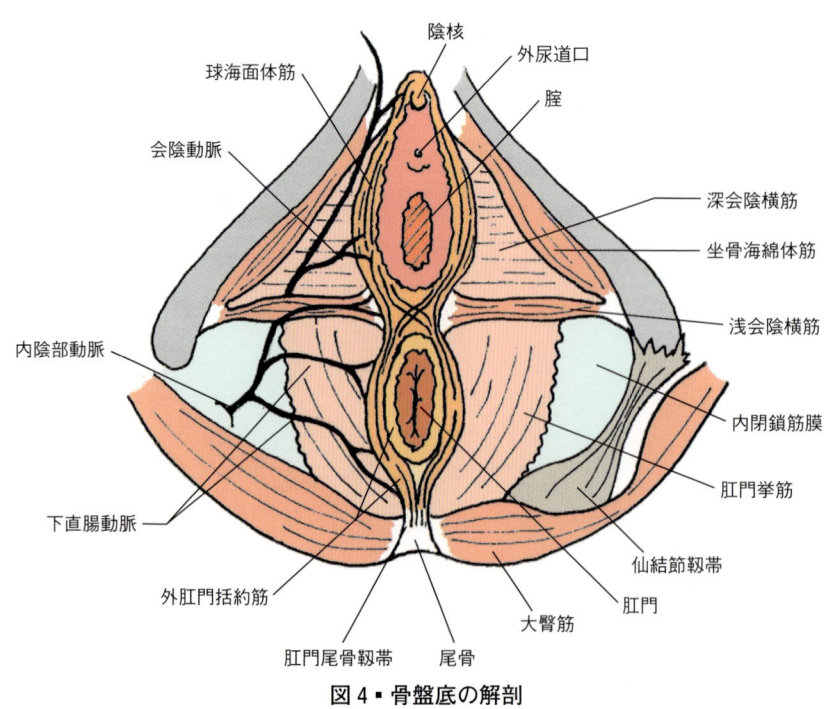

図4 ▪ 骨盤底の解剖

で支えられる構造になっている。その前方には尿生殖裂孔があり、その中に尿道、腟そして直腸が走行している。このため分娩を経験すると尿生殖隔膜筋群と尿生殖裂孔が弛緩した状態になり、子宮脱が生じるとされている。

骨盤底の解剖では特に子宮脱根治手術の場合、前腟壁と腟中隔の分離、膀胱と腟壁、膀胱と子宮頸部との剝離と骨盤筋膜腱弓の確認、さらに後腟壁と直腸の剝離、肛門挙筋の確認は重要となる(図5)。

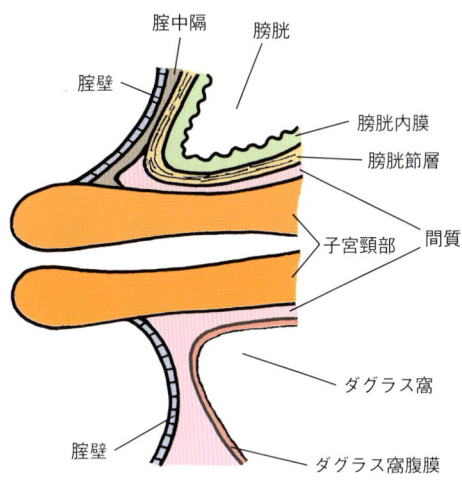

図5▪子宮頸部の縦断面

また、性器脱手術で剝離操作が行われるのは骨盤内腔側に2つの層からなった仙棘靱帯・尾骨筋複合体である。仙棘靱帯の近傍には内陰部動静脈、下臀動脈、骨盤静脈叢、陰部神経、坐骨神経、上直腸神経、肛門挙筋神経などの多くの血管や神経がある。

III 骨盤内

ここでは婦人科手術の最高峰ともいえる子宮頸癌に対する広汎性子宮全摘出術と卵巣癌に対する骨盤内低位前・後方全摘出術の際に必要な部分について述べる(図6、7、11頁図11)。

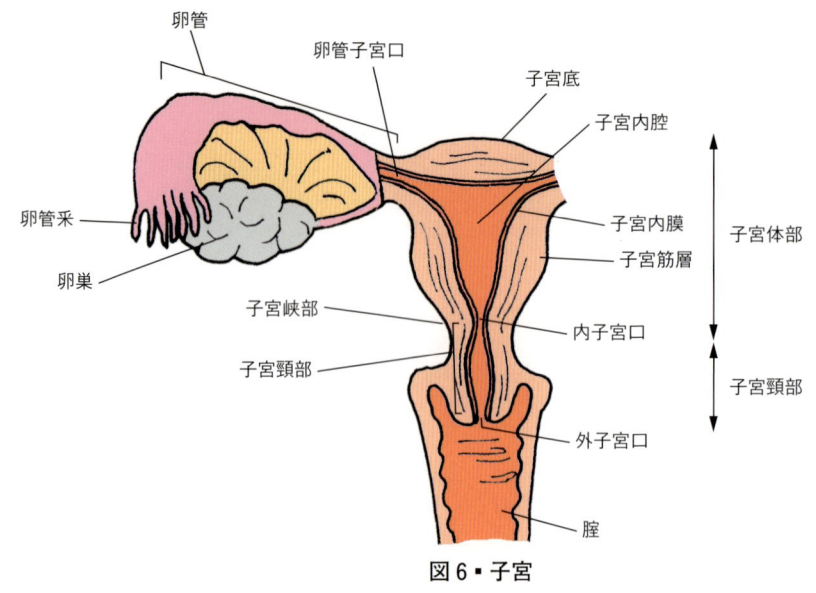

図6・子宮

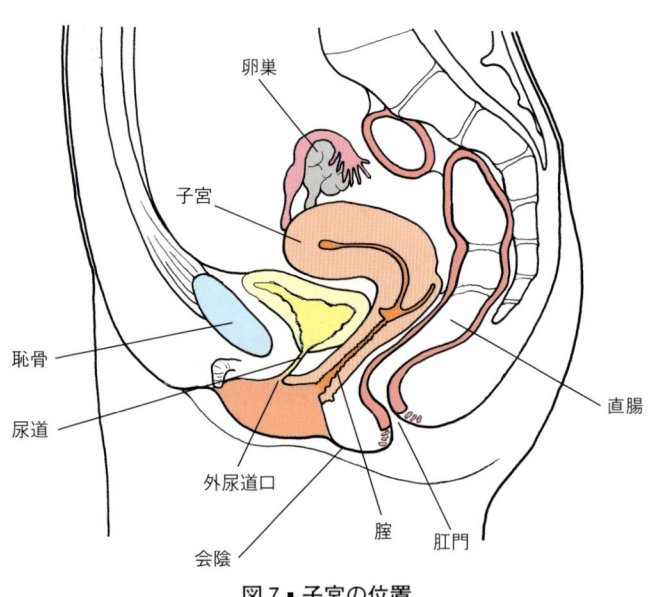

図7・子宮の位置

1 血管系(図8、9)

　動脈は総腸骨動脈から内・外腸骨動脈に分岐し、内腸骨動脈から上・下臀動脈、上・下膀胱動脈、閉鎖動脈、子宮動脈、側臍靱帯へ、さらに中直腸動脈、内陰部動脈に分岐する。

　静脈は総腸骨静脈から内・外腸骨静脈、内腸骨静脈へは深・浅子宮静脈、閉鎖静脈が主であり、子宮と腟では静脈が豊富で静脈叢を形成するが異常な分布も多いので注意する。これらの静脈叢からの流れは、子宮体上部の静脈は卵巣提索を通り卵巣静脈へ、腟下部からの静脈の大半は内陰部静脈へ流れ、一部は外陰部静脈から大腿の基部に向かう。

2 婦人科解剖学の基本

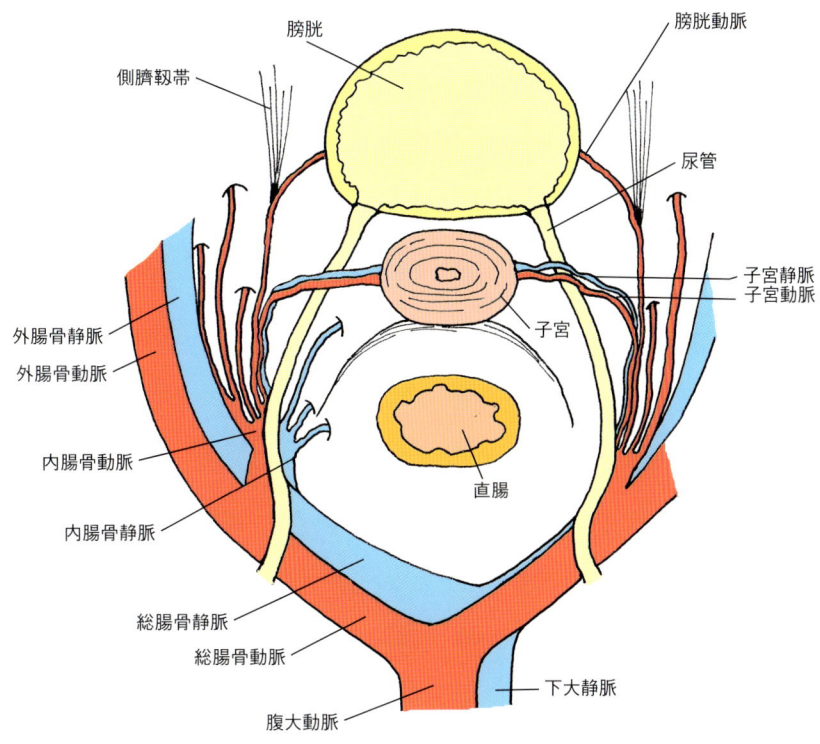

図 8 ▪ 骨盤腔内の解剖

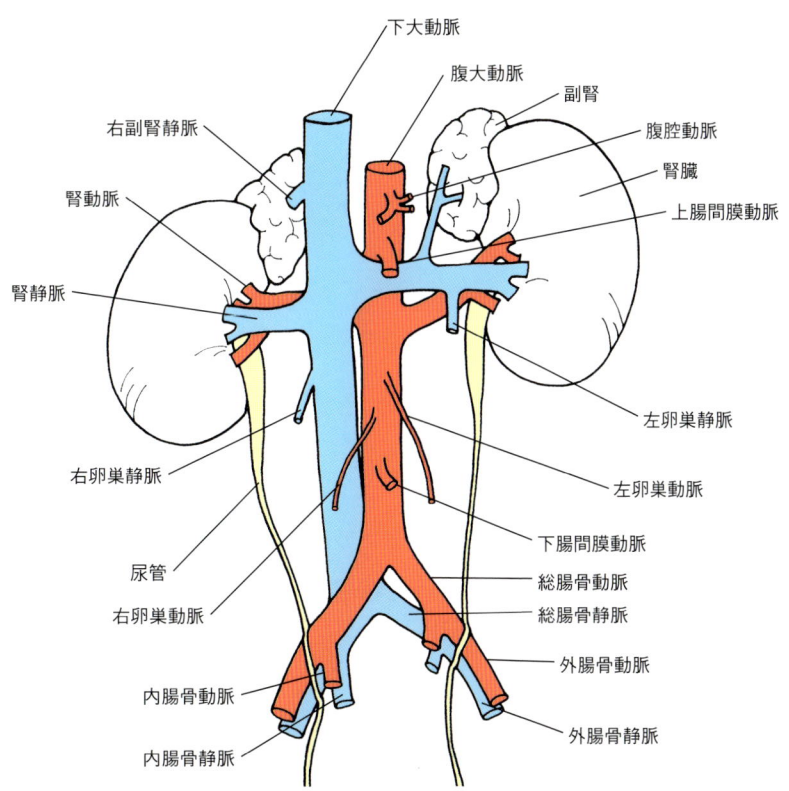

図 9 ▪ 腹部の尿路系と腹大動脈・下大静脈の走行

9

2 神経系

　卵巣癌根治手術ではあまり問題にはならないが、子宮頸癌では膀胱機能温存術式が主流となりつつある。骨盤機能保持には下腹神経(交感神経系)と骨盤内臓神経(副交感神経系)の両神経が交差する骨盤神経叢(自律神経叢)の温存が必要となる。骨盤神経叢は網目状の扁平な神経叢で前後約40 mm、上下約25〜30 mmほどの大きさで、後腹膜腔内で直腸の側方に存在する。骨盤神経叢からは膀胱・子宮・直腸への臓側枝が分布している。下腹神経は広間膜後葉を尿管の下に沿って仙骨子宮靱帯の外側につながっていくので、直腸腟靱帯を切断するときはその部位を薄く剥離しながら進めると保存される(図10)。

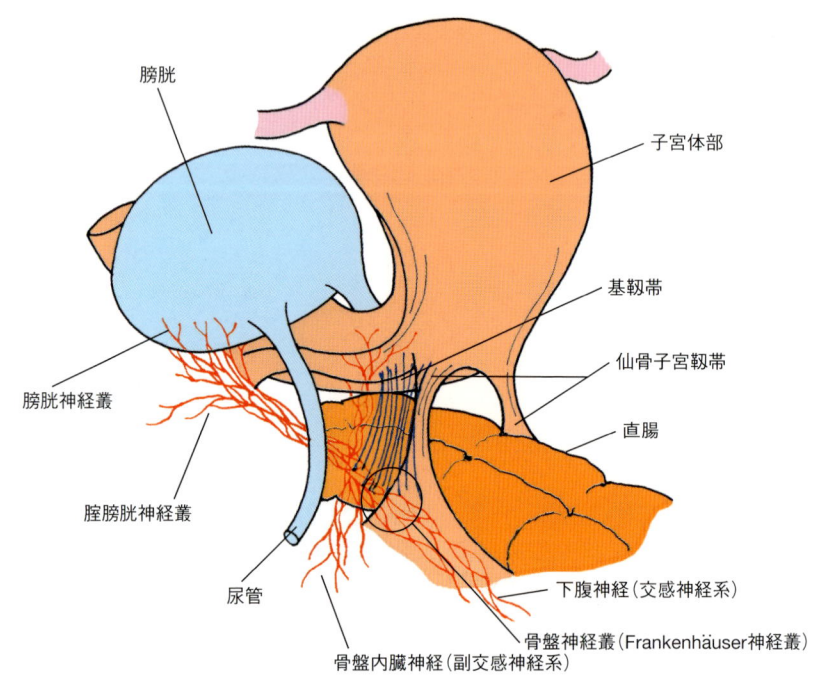

図10 ■ 基靱帯周辺の解剖と神経走行

　一方、骨盤神経の膀胱枝は基靱帯切断時に問題となるが、膀胱側腔と直腸側腔を大きく正確に開放すると基靱帯の血管部と神経部が見えてくるので血管部のみを結紮・切断し、同部全体を把持して直腸腟靱帯の下腹神経の高さまで分離・挙上する、いわゆる削ぎ挙げを行うと、骨盤神経膀胱枝と膀胱子宮靱帯後層が明らかになる。最後に、この保存した神経に気をつけながら腟傍結合組織を切離して子宮を摘出する。

> 【ポイント】
> 　進行卵巣癌の場合は、初回手術において残存腫瘍の最大腫瘍径をできるだけゼロの状態にした方の予後がよいとの報告が多くみられるようになってきた。卵巣癌が腸管へ浸潤してい

る場合、どのような手術を行うべきかは開腹所見により個別化されるべきで、完全手術(optimal debulking)ができると判断された場合には、横隔膜のstrippingを含め積極的に行うべきである。わが国では腸管切除を消化器外科へ依頼することが多いが、本来であれば婦人科腫瘍専門医の守備範囲と考える。近年では子宮・両側附属器・S状結腸・直腸を一塊として摘出する減量手術(cytoreduction)が一般的である。子宮の側方は卵巣提索内の卵巣動静脈を血管部のみとして結紮する。膀胱腹膜は浸潤播種の程度により膀胱腹膜を剥離(stripping)して膀胱と分離し、子宮動脈の処理ができるときに行う。尿管はこの時点で遊離しておくとよい。子宮後方からのアプローチが困難な場合は、子宮は逆行性子宮全摘と同様に操作、子宮を腟・子宮傍結合織より分離し、直腸と接合するだけにしておく。ここで腟と直腸間隙を剥離しておくとよい。

　さらに、S状結腸の切除範囲は、断端に癌組織が遺残しないように決定し、基本的には結腸と直腸の端端吻合をおく。下部直腸は癌浸潤がないことが多いので残して切断するが、吻合が可能となるようできるだけ可動性のある部位におくことが有効である(肛門機能温存骨盤除臓術)。S状結腸の切除が決定されたら、早い時期に自動切除器(linear stapler)で離断してもよい。S状結腸間膜根から下行結腸左外側(腹膜翻転部、Monk's white line)に沿って剥離を始め、抵抗のない適切な層で行う。S状結腸間膜を処理し、S状結腸の栄養血管である下腸管膜動脈はできるだけ末梢側で切断した方が結腸の可動性が制限されなくてよく、症例ごとの対応が求められる。次いで直腸後面の処理を仙骨前面の下腹神経前筋膜と直腸固有筋膜との間の層で抵抗のない部分を剥離し尾骨側へ進めるとよい。この部分には上直腸動脈

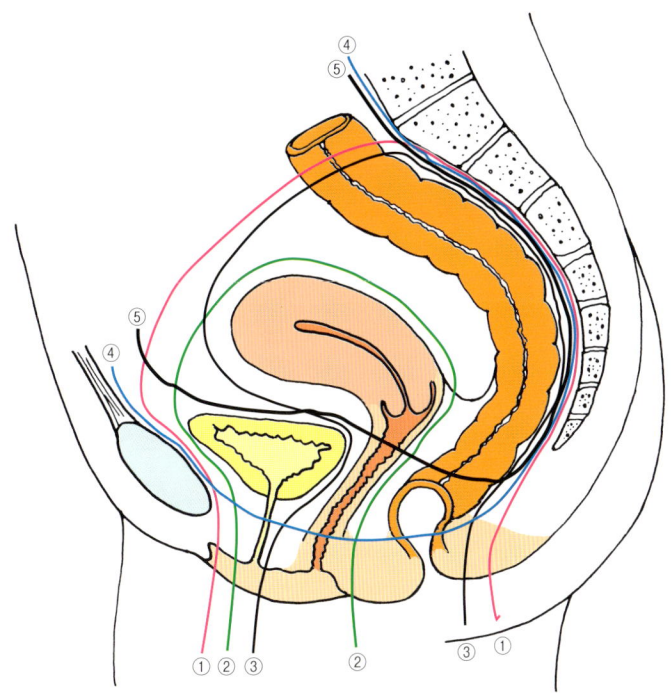

図11・骨盤内臓器切除範囲
①骨盤除臓術、②前方骨盤除臓術、③後方骨盤除臓術、④肛門挙筋上方骨盤除臓術、⑤肛門機能温存骨盤除臓術

や中直腸動脈の分枝が走行しているので結紮・切断する。S状結腸の切除範囲が広汎に及ぶ場合など吻合部の過緊張が予測されるときはMonks' white lineを左結腸曲まで切りあげ、脾結腸間膜を切り離し結紮することにより下行結腸はかなり移動が可能となる。不十分であれば、胃結腸間膜も追加切離する(図11)。

また、骨盤腔内の解剖を理解しやすくするために膀胱側腔と直腸側腔を十分に展開し、各側腔は骨盤底筋が露出するまで行うと直腸の切断が楽になる。尿管も腹膜から十分剝離しテープを掛け、いつでも確認できるようにする。

骨盤内のリンパ郭清は、総腸骨、内・外腸骨リンパ節、閉鎖節、基靱帯節、鼠径節が中心となる(図12)。

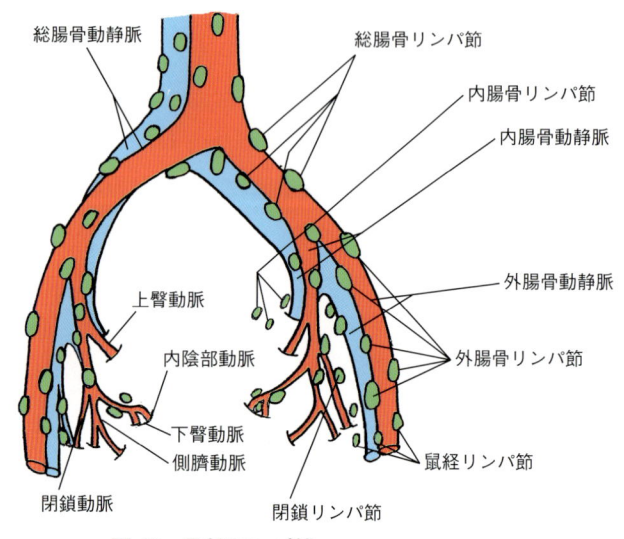

図12 ■ 骨盤リンパ節

IV　腹部・後腹膜腔

　婦人科の腹式手術は、縦切開か横切開が一般的である。術者は縦切開と横切開のメリットとデメリットを理解し説明する必要がある。いずれにしても腹部腹壁の正確な解剖を学ばなければならない。腹壁の解剖を図13、14に示す。縦切開では正中の白線(Linea alba)を切開し、腹直筋を左右に剝離し腹膜に達する。腹直筋は筋膜(筋鞘)により被覆されているが弓状線(Linea arcuata)(半環状線)により上・下腹部に分けられる。上腹部では前後2層の腹直筋鞘で覆われているが、下腹部では前方の筋腹のみである。腹壁の血管は皮下組織内を走行する浅腹壁動静脈と腹直筋の下を走行する下腹壁動静脈が主なものである。

　腹部は腹腔内での横隔膜のstripping、後腹膜腔(腹膜後隙)では大動脈リンパ節郭清などが主に重要な点と考える。傍大動脈リンパ節の郭清では腎血管より下方の郭清が中心となるので、左側腎動脈・腎静脈を確認し血管テープをおき、いつでも出血に対応できるようにする。筆者は右側の下大静脈を尿管から遊離させた後、下から上方向へ剝離を進める。このとき、腰静脈を確認

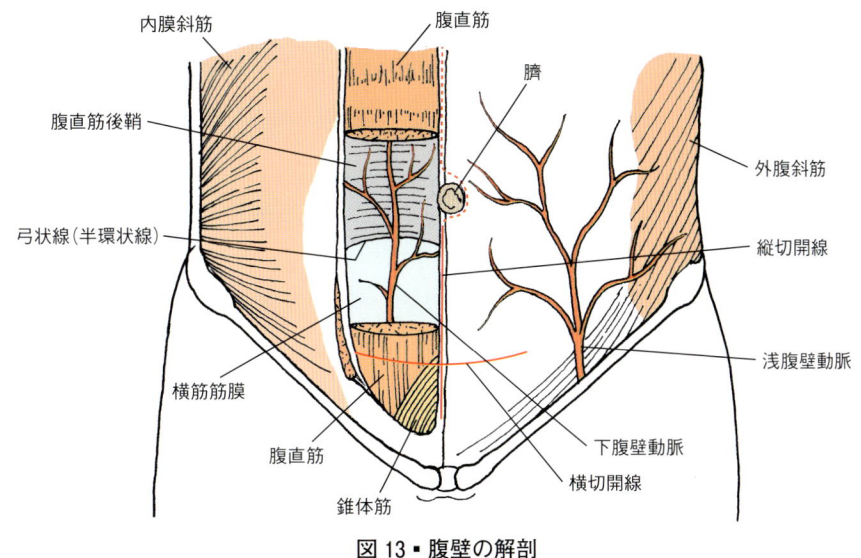

図13 ▪ 腹壁の解剖

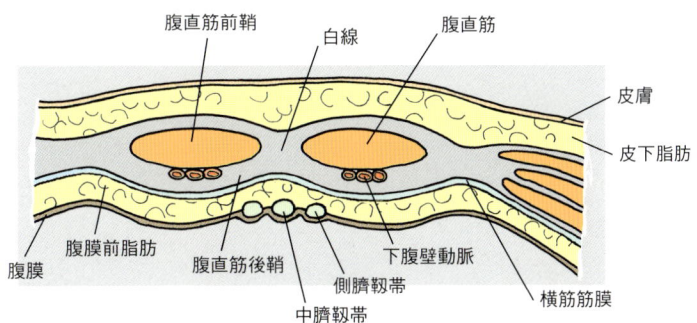

図14 ▪ 腹壁横断面（弓状線より上腹部）

し、さらに上の腎血管の部位から左側の腎血管を確認し、卵巣動静脈を起始部で処理するが、ここではその背側に半奇静脈への交通枝があるので注意しながら左側の郭清を下方に進める方法で行っている。このとき、腎血管下側のリンパ管を結紮またはシーリングを細めにやるとリンパ瘻の予防となる。また、IMA（inferior mesenteric artery、下腸間膜動脈）の周囲の結合織をできるだけ綺麗に郭清するとその後の処理が楽である。また、腰動静脈にも注意しつつ中央の郭清を行う。

　右横隔膜下腫瘍の切除には肝鎌状靱帯を切断し、肝臓を用手的に押し下げ、視野を展開すれば表在的な横隔膜切除は可能となる。

　脾臓の摘出には胃体上部大彎側で胃結腸間膜および胃脾間膜の下半を結紮切離し、網嚢に入る。膵尾部上縁で脾動脈を結紮する。脾結腸間膜を結紮切離し、脾下極を明らかにする。次いで、脾外側後方の脾腎ヒダを脾縁近くで切り離す。脾腎ヒダを脾上極に向かって切離を進め、脾臓を下方向に牽引すると横隔脾ヒダが現れるのでこれを切り離し、さらに胃脾間膜の結紮切離を行う。この中に短胃動静脈が走行している。こうして脾臓を固定する4つの間膜を切離すると脾臓は脱転できる。ここで、脾臓門部血管を処理する。

Vol. 3 術者が心がけること

　手術の進歩・上達は日々の努力と反省にあり、漫然と手術をこなしているだけでは進歩は望めない。特に失敗した症例の中には多くの原因（宝）があり、上達の源が埋もれているので、術後はなぜ失敗したかをよく反省し、検討することが上達への近道である。例えば膀胱、尿管、直腸、大血管などを損傷したときにはその理由を考え、次の手術に活かすことである。繰り返し失敗することは患者に対して失礼であり、手術を行う資格はない。また術者は手術だけ行えばいいのではない。研修医の教育や指導も大切であり、繰り返し教育する。例えば、鉤の選択、持ち方、力加減、力の方向なども自分がやりやすいように助手に指示できなければいけない。

　さらに、手術は可及的に短時間で終了させることが重要であり、出血に注意を払うことが必然的に手術時間の短縮へつながり、患者への負担が軽減される。出血量を少なくするために必要な基本操作の習熟が大切となり、不測の出血に対しても注意を怠らず正しい対応が必要である。

　また、術者の姿勢は大切であり、背筋を伸ばし自然体で立つ。操作部位に応じ身体の向きを変え、頭を突っ込む、いわゆる覗き込みの姿勢は助手の介助が不十分となるため、慎まなければならない（図 15）。

　最後に手術終了時にガーゼ、器械、針など遺残のないことを確認してから閉腹を行う。術者は手術の最高責任者であり、コンダクターなので、手術室のすべての人に注意・配慮し調和を大切にする。特に麻酔科医とのコンタクトは大切で、手術時の体位、出血量、輸血の必要性、手術時間などにも気を配る必要がある。

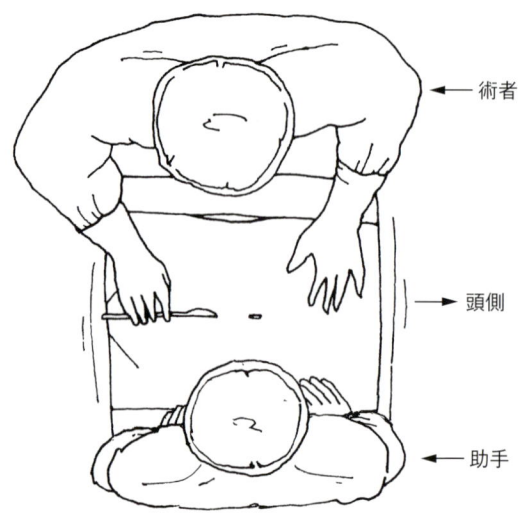

図 15 ■ 術者の立ち位置

Vol. 4 助手の心がまえ

　助手は、自由な発言、質問を気軽に術者に聞ける立場にある。いつも残念に思うことは、術中に注意したことに対してなんの反応もないことである。少なくともなぜ注意されたのかがわかっていればいいが、術後に「あのときはなぜ注意されたのですか？」と質問することで、その理由を詳しく教えてもらえる。その積み重ねにより失敗が少なくなり、いつの間にか上達していくことだろう。手術の出来の半分は助手により大きく左右されるので、以下に述べることに注意して頂きたい。

　①手術助手は気配りが必要である。助手は術者の気持ちになって介助を行い、少なくとも実際の術式の手順や必要な手術器具については整理して記憶しておく必要がある。また、器械出しや外回りまであらゆる面に配慮する。

　②各術者により術式の手順や作法などは異なるので、術者の特徴を理解すると自分自身の手術の幅や応用も広がり、手術が楽しくなる。

　③術者の意図を先取りした介助を行うと手術は流れるように進むものである。手術の手順を頭の中で整理して介助を行い、流れを止めることのないように心がける。特に産婦人科で多用される連続縫合(27頁参照)は術者と助手の息が合わないとせっかくの縫合が緩み、無意味になることがあるので、糸の把持の仕方、牽引の仕方などにも十分に気配りし、介助すべきである。

　④術時の姿勢は大切である。助手は「術者が心がけること」でも述べたが、背筋を伸ばした自然体がよく、術野を塞がない、視野を遮らないようにしなければならない(図15参照)。

　⑤術中の視野の展開は大切で、視野確保に十分配慮して介助しなくてはいけない。そのよい例が鉤の持ち方で、その大切さは術者の操作によく反映される。術者が希望するように、鉤を引く方向・力加減、鉤の深さ・位置などに注意しながら、術者が鉤を持ったならば助手は直ちに力を抜き術者の指示に従って鉤を移動させなければいけない。そして次の指示があるまでその位置を保持する必要がある。鉤を引くときは肘を躯幹に付けて牽引すると疲れないで持続的に力を加えることができる。

Vol. 5 手術手技の原則、基本操作

　誰でも子宮全摘出術や広汎性子宮全摘手術に憧れるが、最初からそのような手術ができるわけではない。産婦人科に入って誰でも最初に覚える最も基本的な手術は、会陰切開術である。ここには切開・縫合のすべてが凝縮されている。すなわち会陰切開、会陰裂傷の程度にはさまざまな状況が起こり得る。

　初心者は結節縫合により腟壁を縫合し、会陰の創が浅ければ単純結節縫合(26頁)、深い創であればマットレス縫合(28頁)を行う。また、ある程度慣れてくると腟壁から会陰部をすべて連続の埋没縫合で修復を完成させることも可能である。ここでは狭い腟腔内での縫合・結紮方法や筋層・結合組織を正常に戻すための見極めが必要になる(縫合法を参照)。一方、肛門括約筋や直腸まで裂傷を起こした症例には、直腸粘膜縫合、肛門輪状筋縫合、さらに会陰部の筋層や疎結合織の縫合を正確に行って初めて通常の会陰縫合を完成することができる。このように会陰切開術を失敗することなく、患者に苦痛を与えることなく、また離開することなく縫合することができれば基本操作は完成されたと言ってよい。

　基本操作であるこの種の"コツ"は大学の各教室で個別に伝授・伝承され、あまり公にされないことが多いようであるが、以下に手術を行う前に覚えておかなければならない基本的な運針法、結紮、縫合、止血法などの手技について述べる。近年は手術用電気機器の発展により、シーリングシステムが多く開発され、ともすると若い先生方はすぐに使用したがる傾向にある。しかし、手術手技の基本操作を理解、習熟してから使用した方がさらに安全性や確実性が高まると感じている。

I　縫合針、縫合糸、持針器

1　縫合針

　通常はステンレススチールから成る。形状は彎曲針と直針があるが(図16、17)、一般的には彎曲針が用いられる。いずれの彎曲針でも中央部分では断面は円と成り、針元では扁平となる。針

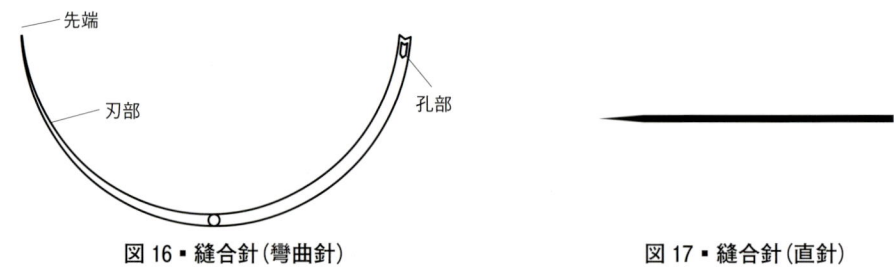

図16 • 縫合針(彎曲針)　　　　　図17 • 縫合針(直針)

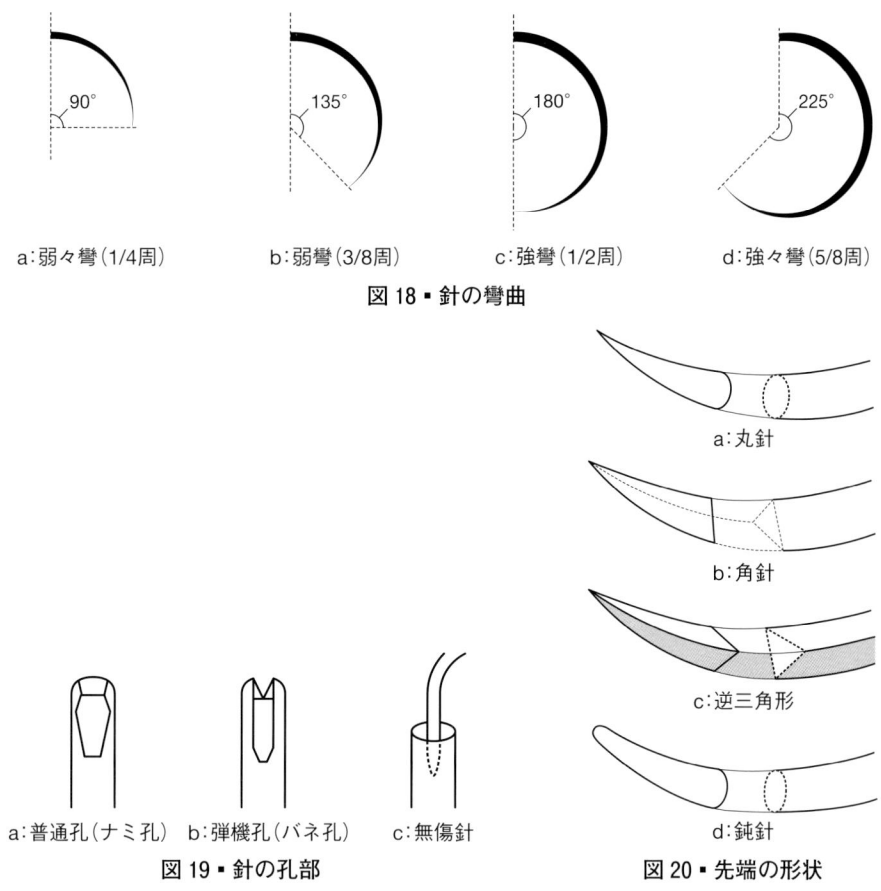

図 18 ▪ 針の彎曲

図 19 ▪ 針の孔部　　　図 20 ▪ 先端の形状

の彎曲の程度は 90°〜225°と 4 段階に区別されている(図 18)。針元を持針器で掴むと針は固定されるが、針の中央部を掴むと針が動き回転しやすくなるので把持には注意する。しかし最近では中央部まで溝が彫られて固定しやすい針もある。

　針先により、角針は皮膚縫合や硬い組織に、丸針は腸管などの軟部組織に使用する(丸針は角針に比べて切れ味は悪いが、組織を傷つけにくい)。産婦人科の手術では丸針を使用することが多い。また、針先の形状は鋭針と鈍針があり、一般的には鋭針が用いられ、針刺し事故を予防する場合に鈍針を使用する(図 19、20)。

2 縫合糸

　縫合糸は結紮、縫合、消化管の吻合などに頻用される基本手術材料である。縫合糸の特性により操作性は異なる。通常、糸の選択は術者が行い、助手が糸結びを行うことが多い。
　縫合糸の条件は、
①できるだけ異物にならない細い縫合糸で、十分な抗張力があること
②組織反応(異物反応)が少なく感染源になり難い
③組織が固定されれば自然に分解・吸収される
④操作性がよい、滑りやすく結節が緩みにくく切れにくい

などである。

　糸の種類(**図21**、**表1**)には単一素材(モノフィラメント)、編み糸(ブレード)などがあり、糸の太さや強度、伸度、弾性はそれぞれ異なるので状況に応じて使い分ける必要がある。縫合糸は、①組織内で溶解吸収されるか否か、②原料が天然繊維か合成繊維か、の2要因によって4種類に分類され、これに金属糸が加わる。吸収糸は合成繊維が一般的であり、組織の治癒が比較的早い組織で使用する。天然吸収糸の腸線(カットグット)は会陰縫合などに古くから使われていたが、

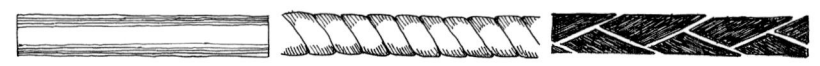

a：単繊維(モノフィラメント)　　b：拠り糸(ツイスト)　　c：編み糸(ブレード)

図21 • 糸の種類

表1 • 縫合糸の種類と特性

	形態	製品名	素材	コーティング	生体内張力(%) 2週	3週	4週	吸収期間	特性
天然 吸収性	モノフィラメント	カットグット	ウシ、ヒツジ腸線 (販売中止)	—				70日	組織反応性が強い 感染が多い
天然 非吸収性	ブレード	シルクブレード	絹糸	ワックス/シリコン				数年以上	操作がしやすい
天然 非吸収性	モノフィラメント	ネスティール サージカルワイヤー	ステンレス	—				数年以上	絹糸と同じく操作性が優れている
合成 吸収性	ブレード	デキソンⅡ	PGA	絹糸	65	35		60〜90日	
合成 吸収性	ブレード	オペポリックスⅡ	PGA	リジン誘導体・ポリ乳酸	70.9	46.4	3.4	90日	
合成 吸収性	ブレード	コーテッドバイクリル	PGA+PLA		75	50	25	56〜70日	
合成 吸収性	ブレード	ポリゾーブ	PGA+PLA	ポリグラクチン370	80	30		56〜70日	
合成 吸収性	ブレード	バイクリルラピッド	PGA+PLA	ステアリン酸カルシウム	(5日で50%)			42日	数ヵ月で吸収される組織の炎症が少ない
合成 吸収性	モノフィラメント	PDSⅡ	PDS	—	80		70	182〜238日	感染性が少ない
合成 吸収性	モノフィラメント	マクソン	PGA+TMC		75	65	50	180日	
合成 吸収性	モノフィラメント	バイオシン	PGA+PDS+TMC		75	40		90〜110日	
合成 吸収性	モノフィラメント	モノクリル	PGA+ポリεカプロラクトン	—	40			91〜119日	感染性が少ない
合成 非吸収性	ブレード	ネオブレード サージロン	ナイロン	—					
合成 非吸収性	ブレード	タイクロン エチボンド ネスプーレン	ポリエステル	ポリブチレン					
合成 非吸収性	ブレード	ネスプロン	ポリエチレン	—					
合成 非吸収性	モノフィラメント	ナイロン エチロン	ナイロン					数年以上	組織反応はほとんどない 弾力性が少なく結節保持力が強い
合成 非吸収性	モノフィラメント	ネスピレン プローリン サージリン	ポリプロピレン	—					感染性が少ない
合成 非吸収性	モノフィラメント	モノフレン アスフレックス プロノバ	ポリ2フッ化エチレン						
合成 非吸収性	モノフィラメント	ノバフィル	ポリブテスル	—					

PGA：ポリグリコール酸、PLA：乳酸、PDS：ポリジオキサノン、TMC：トリメチレンカーボネート　　(各社添付文書より抜粋)

牛海綿状脳症(BSE)問題を契機に2000年12月以降は販売中止となっている。一方の非吸収糸は半永久的に保持力を必要とする組織・器官などに使用される。マルチフィラメント[複数の細い糸を編み込んだ編み糸(ブレード)、拠り込んだ拠り糸]はモノフィラメント(単繊維)に比べて柔軟で結びやすく操作性に優れるが、組織傷害や組織反応が強いなど特性が異なる。絹糸は非吸収性天然縫合糸で抗張力が長時間維持され、操作性がよく、安価であり今日まで広く用いられているが、生体内での異物反応が強く、異物肉芽腫や感染の原因となりやすいなどの欠点もある。ナイロンは非吸収性剛性縫合糸で1本の繊維のモノフィラメント糸は摩擦抵抗が少ないためしっかり結び、結びの回数を多くしなければならない。最近では合成吸収糸、ポリグリコール酸(PGA)糸(デキソン、バイクリル)が組織貫通性がよく、組織反応がほとんどないことから血管吻合や内臓手術には広く用いられている。

3 持針器

持針器はマチュー(Mathieu)型、ヘガール(Hegar)型が主なものである(**図22**)。ヘガール型の

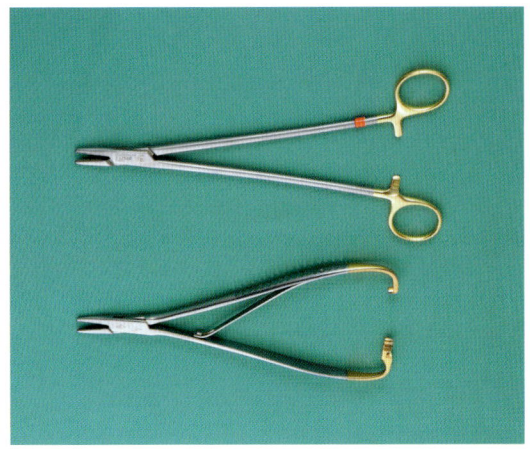

図22・持針器(上：ヘガール型、下：マチュー型)

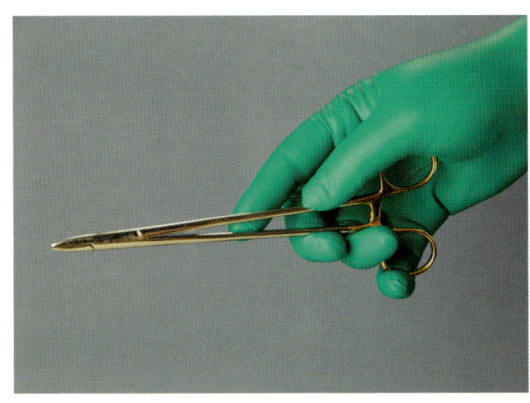
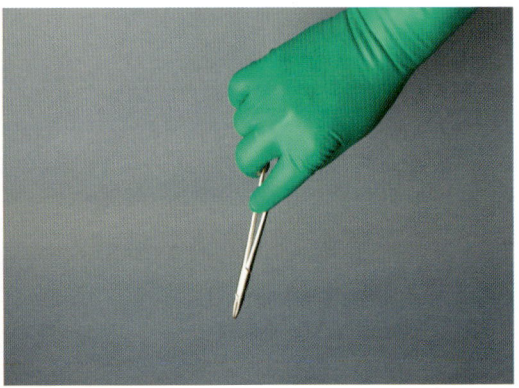

a：下から　　　　　　　　　　　　b：上から

図23・掌把持法

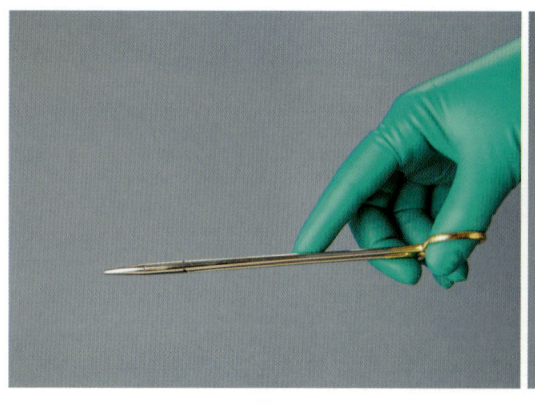 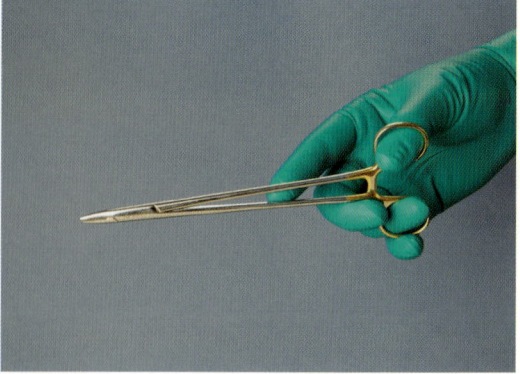

a：横から　　　　　　　　　　　　　　b：下から

図24 ▪ 指把持法

持ち方には手掌で把握する方法(掌把持法)(図23)と、指先を指輪部に挿入し把持する方法(図24)がある。一般的には鷲掴みにする掌把持方法が腕や手首の操作が楽で使いやすい。

掌把持法の有利な点は、
① 遠隔操作の弊害が軽減される
② 運針操作の崩れが小さい
③ 持針器の掌把持力が強い
④ 融通性が高い
⑤ 放針が少ない

などである。

本来は手術介助者が知っておくべきことであるが、持針器の受け渡しは針の彎曲の凹面が術者の手掌に向くように、また糸を別にして持針器の先端を掴んで術者に渡す方法がヒヤリ・ハットも少なくてよい。

II　運針法

縫合針や縫合糸にはいろいろな種類があり、術者はその場その場の特性を理解し、その優劣に応じて使い分けなければいけない。運針には種々の制約があり、特に針の選択は重要な位置を占め、「大は小を兼ねる」の如く意のままに操れるよう自分のものにする必要がある。

運針の実行は第一に「身構え」である。ここで縫合の計画を頭に描き、次いで実際の運針回転へ続くものである。運針は圧し進める回転力と引き抜く回転力により実行されるが、抜く方向により注意を必要とする。また時計回りの順針ばかりでなく、反対方向に運針する逆針にも慣れる必要がある。

運針の「コツ」は持針器中心の回転運動ではなく、縫合針の彎曲に従って滑らすように示指の先端から圧し進めると針はよく切れ、曲がったり折れたりしない。円周運動の軸を正しく保ち、術者の腕と手を持針器の軸方向と一致させる。縫合針は垂直に入れ最短距離を通すと抵抗が少ない

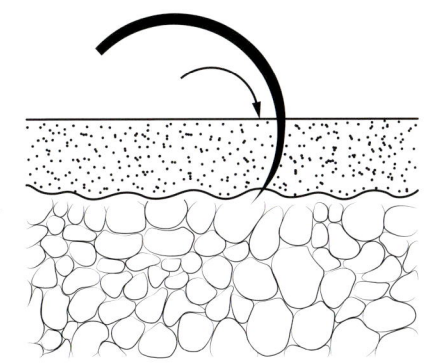

図 25 ▪ 縫合針は垂直に入れ、最短距離を通す

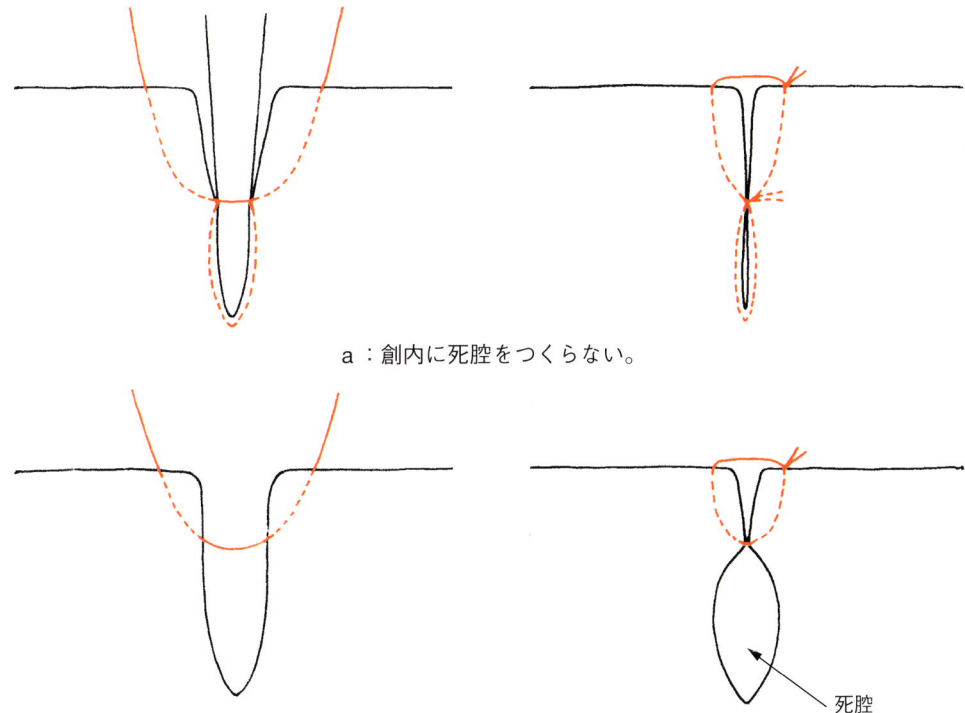

a：創内に死腔をつくらない。

b：創表層のみの針を浅くかけた場合の縫合。深部に残すと感染しやすくなる。

図 26 ▪ 組織の死腔を残さない縫合法

(図 25)。また、組織の死腔を残さないように拾わなければならない(図 26)。針の刺入を直角にする方法は組織が引っ張られないなどの利点があり一般的である。また、運針の狂いは針穴を大きくし、脆弱な組織を損傷させるので抜針にはより注意して円弧を描くように抜き出さなければいけない。皮膚や腟壁粘膜の硬い組織での縫合は腸管や血管より修復は難しいので、術者は組織の強度、深さ、可動性、伸縮性から適時に判断し、正しい運針技術を会得しなければならない。

運針が上達する練習方法としては、なるべく軟弱な豆腐や白子のようなものを使って運針し、縫合さらに結紮を行い、持ち上がれば成功である。実際の現場では肝臓の実質出血を縫合・止血

すると考えればよく、しっかり練習して頂きたい。

運針には、①針の形状、特に細く短い針(腸針など)の使用時、②術者の可動域、③手術野、などの制約があり、これらを改善するには以下の要点が大切となる。

①持針器を正しく持ち、彎曲針ではあまり針元を掴み過ぎない。縫合針の彎曲に沿って示指の先端より垂直に圧力を加え、最短距離を通すことなどが重要である。硬い組織への運針は摂子との共同作業により力が入りやすくなり、持針器の持つ位置(把持点)を変えることにより容易となる。

②針を持つ位置や把持角度はケースバイケースで持ち変える必要がある。すなわち、深い部位と浅い部位、厚い組織と薄い組織、狭い視野での操作など、可動域内で変化を付けて運針することが大切である(図27)。

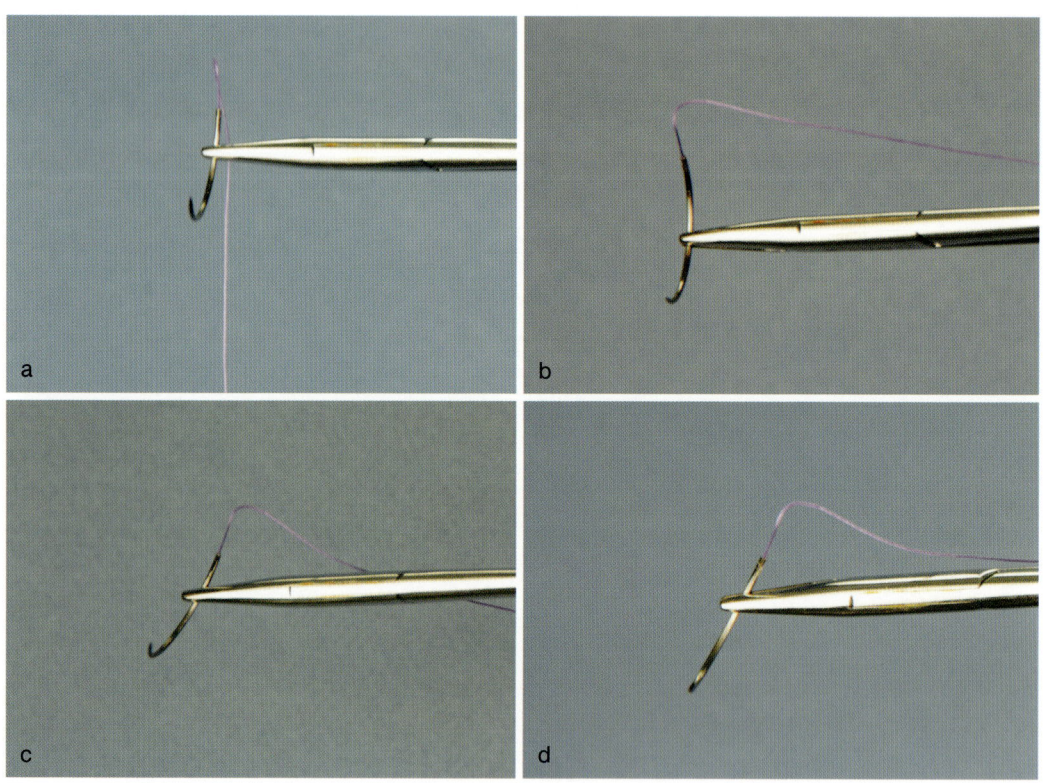

図27・針の持ち方
a：通常法。b〜d：狭く、深いときの持ち方。狭いときは針の中央を把持し、深いときは針を斜めに把持する。

③刺出時の針先を遊ばせないために鑷子で針先を固定してから持針器で針先を確保するとよい。

④手術野の制約に対する改善は大切で、運針面、運針方向、針の把持部位、針の把持方法などにより、組み合わせは膨大となるので、術者は瞬時に最適な縫合方法を判断しなければならない。特に産婦人科の骨盤内や腔腔内では視野が狭く術者の可動域も制約されるので、持針器の持ち方や手首の使い方により動きの善し悪しが左右される。実際には"習うより慣れろ"という姿勢が大切である。

III 結紮法

　結紮法の基本を覚えることは外科医としての第一歩である。結紮法にはすべての結紮の基本となる単結びのほか、男結び(真結節、square knot)、女結び(縦結び、granny knot)、外科結び(surgeon's knot)の4種類と、三重結びがある(図28)。
　このうち女結びは緩むことがあるので重要な結紮には男結びを行い、女結びは用いない方がよい。外科結びは緊張の強い創縁縫合や太く強靱な組織の結紮などの第一結紮の緩みやすい場所に用いる。適度な力で締め付けて糸を結紮することを身体と指先で覚えなければならない。

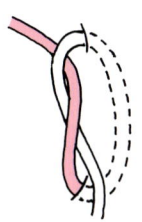 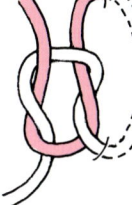 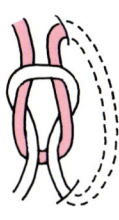 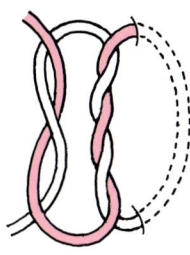 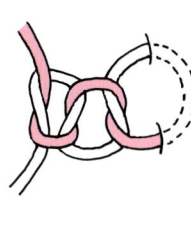

a：単結び　　b：男結び　　c：女結び　　d：外科結び　　e：三重結び

図28・糸の結び方

IV 結紮の手技

　結紮の基本は緩かったり、抜けたり、解けたりしない、さらに締め過ぎて被結紮組織をちぎらないように注意する。そのためには糸の結び目の近くに示指の先端をもってゆき締めることである。結び目から離れて糸を締めると、強く締まらなかったり糸が切れたりすることがある。深部の結紮で両指が入らないときは、一方の指だけを結び目の近くに置いて一方の糸を一直線の方向にして締める方法がよい。結び目に対し角度をつけて締めると十分に締まらないことがあり注意する。
　緊張をかけて結ぶ方法は、主に皮膚、筋膜、厚く強い組織に用いる。糸に緊張をかけないで結ぶ方法は血管や肝臓などの弱い組織に用いる。糸はなるべく細いものを用いるが、結紮糸を切らないよう力加減に注意する。
　結紮の手技には両手結び(図29)と片手結び(図30)があり、両手結びは結び目が解けにくく最も確実な結紮法である。一方の片手結びは左右の糸の長さに差があるときや多数の結紮を繰り返すときに用いられるが、どの方法でも自信をもって結紮できることが肝心である。さらに器械結び(図31)は創閉鎖のように、1本の糸を用いて何回も結紮縫合を行う場合などに用いられる。

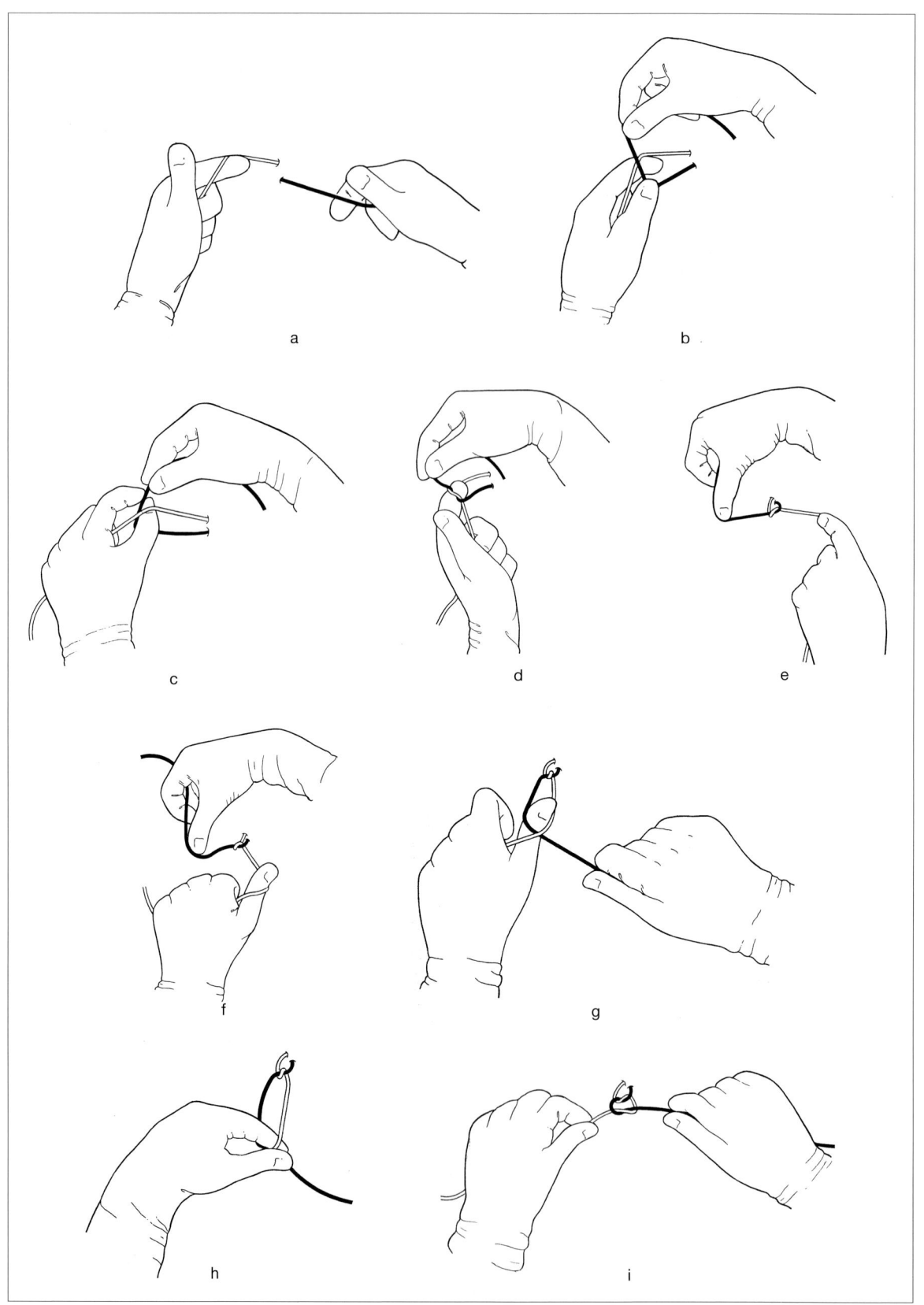

図 29 ▪ 両手結び
（中村清吾, 櫻井健司：結紮法；糸の結び方. 手術の基本；切開・縫合・吻合のすべて. 外科治療(増刊号), pp34-40, 永井書店, 大阪, 1998 による）

5 手術手技の原則、基本操作

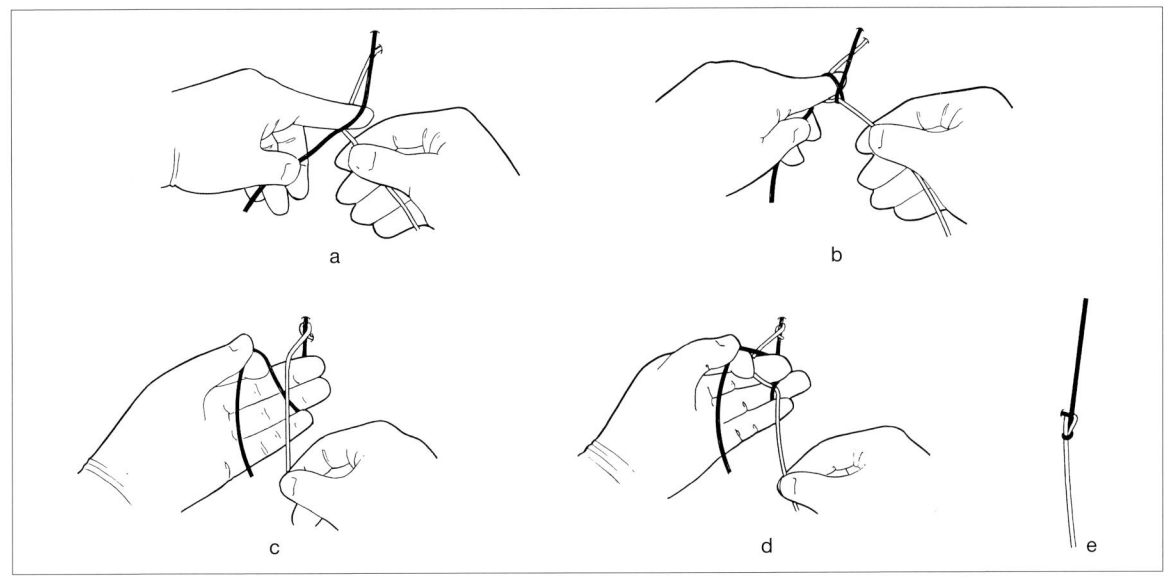

図30 • 片手結び

(中村清吾, 櫻井健司：結紮法；糸の結び方. 手術の基本；切開・縫合・吻合のすべて. 外科治療(増刊号), pp34-40, 永井書店, 大阪, 1998 による)

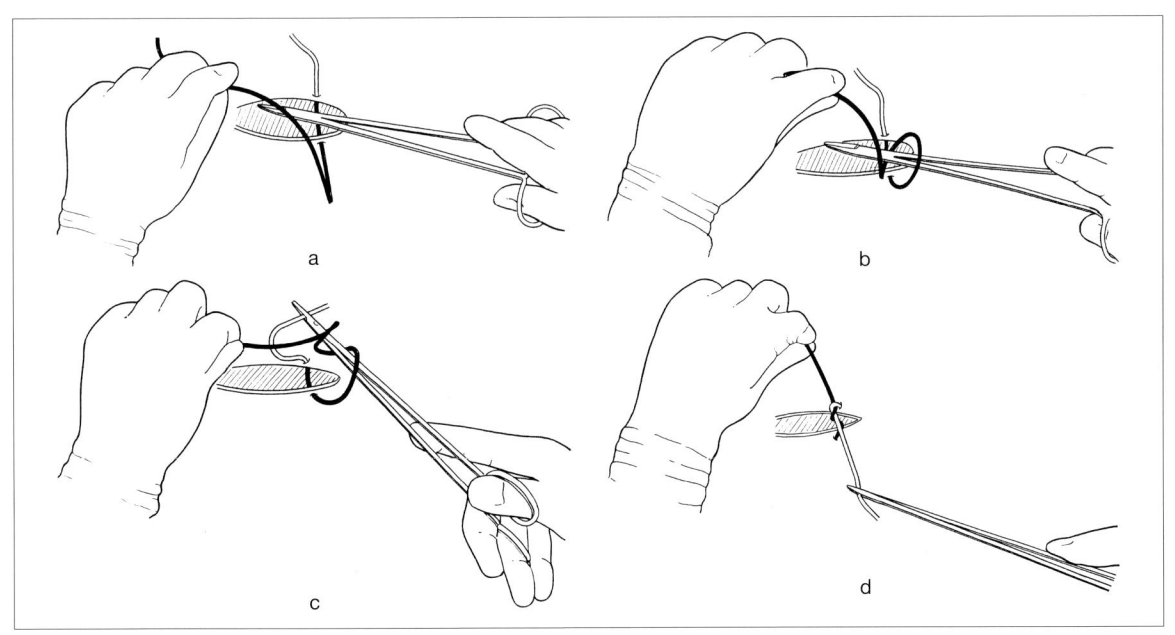

図31 • 器械結び

(中村清吾, 櫻井健司：結紮法；糸の結び方. 手術の基本；切開・縫合・吻合のすべて. 外科治療(増刊号), pp34-40, 永井書店, 大阪, 1998 による)

　これらの結紮をいずれも確実に、速やかに結べるように日頃から練習することである。特に一方の示指を結紮部位へ挿入し他方の糸を一直線で締める深部での操作に重点をおくとよい。骨盤内の深部での操作を経験することにより工夫がさらに必要とされ熟達する。鉗子を用いた結紮の場合、助手は鉗子先端を見せると術者が結紮の具合を確認できる。深い部位や短い糸の結紮ではケリー鉗子で糸の断端を把持し結紮するとやりやすくなる。

V 縫合法

縫合の特徴を理解し、目的に合った縫合を選択する。

適切な刺入点から適切な刺入角を保つことは大切である。縫合糸や縫合針の選択にはその特性を理解し、既に述べたように適材適所に使い分ける技量を身につけ、安全・確実に縫合操作を行う技術を習得することが肝要である。正確な運針には左手の鑷子による縫合針の誘導が役立つ。

縫合における「コツ」は運針の項でも述べたが、

①正確な刺入点と刺出点により、深さと幅の加減を常に心がける。
②縫合糸で取り込む組織はその量や強度を適正にする必要がある。至適量は縫合不全や死腔の防止に不可欠である。
③組織損傷を最小限にとどめるのがよい縫合法である（損傷を防ぐ運針法）。
④縫合は血行障害を起こさないよう必要最低限でよく、密に設置しない。
⑤強く締め過ぎない、特に連続縫合のときは注意すべきである。

など、常に念頭におき注意深く操作すべきである。

1 結節縫合

結節縫合は応用範囲が広く、縫合の基本形である。

単純結節縫合（図32）の結紮法には男結び、女結び、外科結びがある（23頁参照）。太い組織、厚い組織、強い組織には外科結び、三重結びが有効である。

結紮時に組織が入り込まないように注意するが、必要があれば三重結びを追加する。特に吸収性の人工糸では解けやすいので三重結びをする必要がある。またナイロン糸のように滑りやすい糸で結紮する場合は四〜五重に結紮するとより確実である。

糸を締める方向は正確に行う。特に両示指の先端と被結紮部の3点を一直線にして示指の先端で締めると微妙な動きや力加減が調節できる。

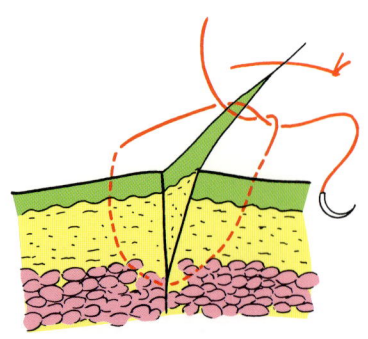

図32 ▪ 単純結節縫合

2 連続縫合

　迅速に行えて締めやすいが、緩みやすいので助手の介助が大切である。術者が針を通すときに助手は糸を手前に引き、針を引き抜くときに助手は糸の根元を鑷子で掴み、ループが正しい針穴の位置にくるよう調節する。帝王切開時の子宮筋層の縫合によく用いられる。連続皮内縫合（**図33**）は糸痕を残さないが、接着力が十分でなくサージカルテープで表皮を固定する必要がある。連続縫合するときは縫合糸に針を掛けないように注意する。

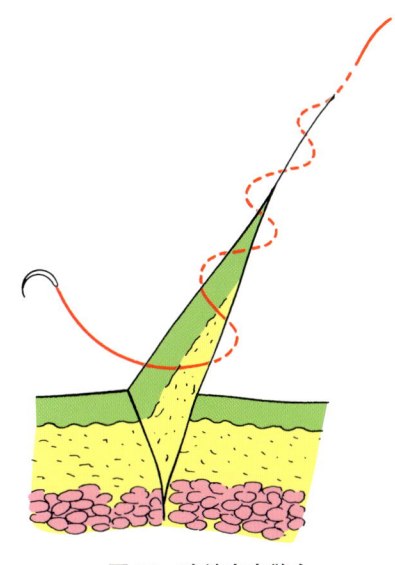

図33・連続皮内縫合

3 Z字縫合、8字縫合

　血管断端の所在が不明な実質性出血の止血や子宮筋腫や卵巣嚢腫の核出術に広く用いられる（**図34**）。8字縫合は広い附属器の断端の縫合などに用いられる（**図35**）。

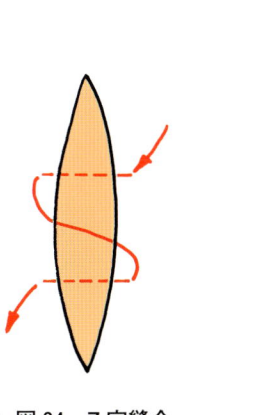

図34・Z字縫合 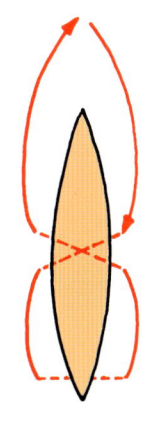　　図35・8字縫合

4 纏絡縫合(図36)

創面の接合が確実で止血しやすく緩みにくい。卵巣嚢腫の核出術の縫合によく使われる。

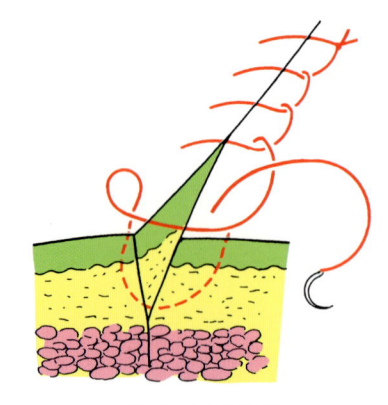

図36・纏絡縫合

5 タバコ縫合、巾着縫合

虫垂手術の虫垂端を包み込むように縫合する方法で、附属器の断端にも応用される。

6 減張縫合

腹壁の再手術時、感染合併で哆開が懸念される場合や創面に張力がかかる場合に用いる。マットレス縫合(図37、38)は、皮膚や会陰部の縫合に適している。

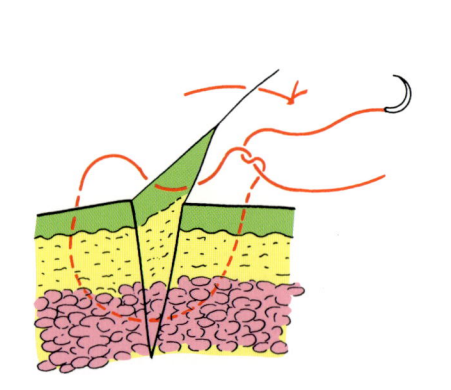

図37・垂直マットレス縫合

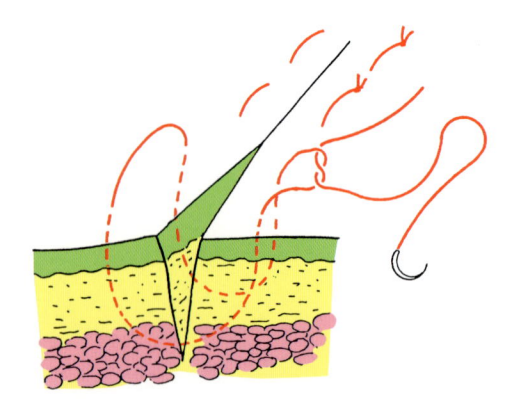

図38・水平マットレス縫合

7 真皮縫合

基本的には結節縫合で行う。瘢痕の防止には有効である。

VI　メス、ハサミ・剪刀の使い方

　メスと剪刀は外科医にとって最も使用する機会の多い手術器具であるが、特にハサミはさまざまな使い方があり、その使用方法は外科手技の基本をなすものなので理解・工夫し、習熟しなければならない。

1　メス（scalpel）

　手術用メスには多種類ある。産婦人科で用いるものは、皮膚切開などで用いる円刃刀と小さな皮膚切開や微細な部位の切開などに用いる尖刃刀の2種類である（図39、40）。

　メスは引いて切ると鋭利に切れ、押して切ると鈍に切れる。また刃は組織に垂直に当てるのが原則であり、円刃刀は「腹」の部分で切り、先の部分は使わない。

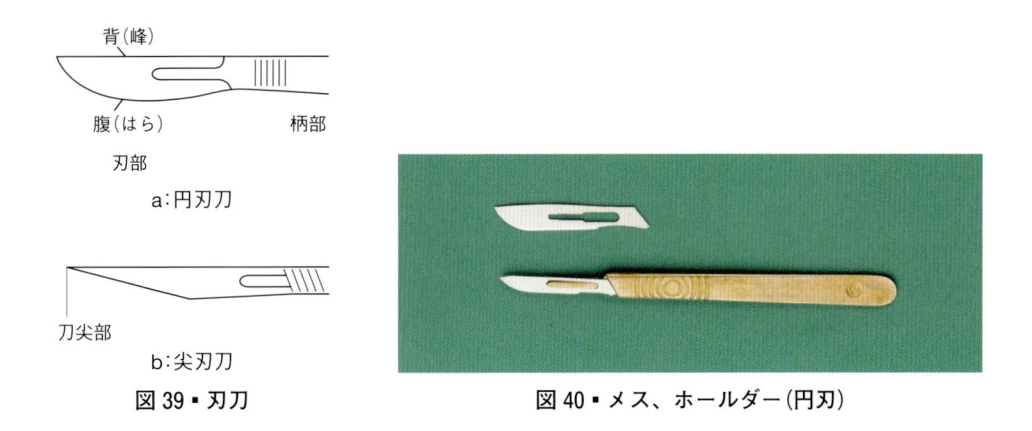

図39・刃刀

図40・メス、ホールダー（円刃）

1・メスの持ち方

　バイオリンの弓を持つ型（violin-bow holding）は大きな切開に、食事の肉刀型（table-knife holding）は強い力で切る場合に、筆型（writing-pen holding）は小さい切開に用いるのが一般的である（図41）。

2・電気メス

　高周波電流によって生体組織の切開や凝固を行う。現在、各種手術に広く用いられている。多少なりとも周囲組織の熱損傷を起こすことを常に念頭におく必要がある。

3・その他

　組織と接触することなく切開・凝固が可能なレザーメスや超音波振動を利用したコアギュレーティング・シアーズ（40頁）がある。

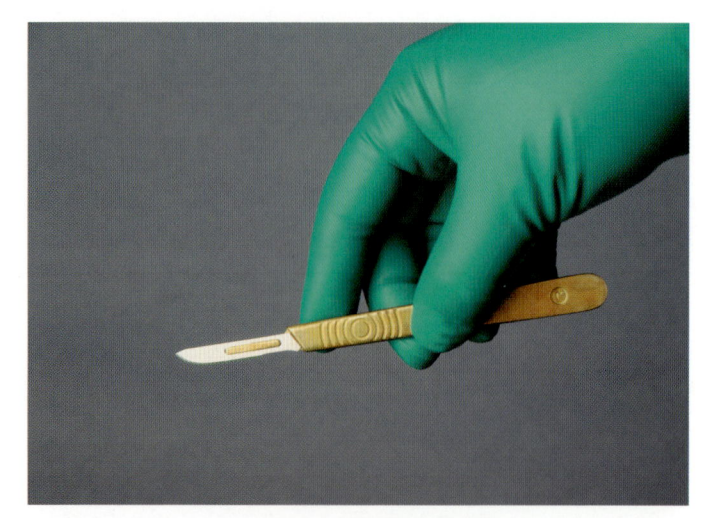

a：バイオリンの弓を持つ型

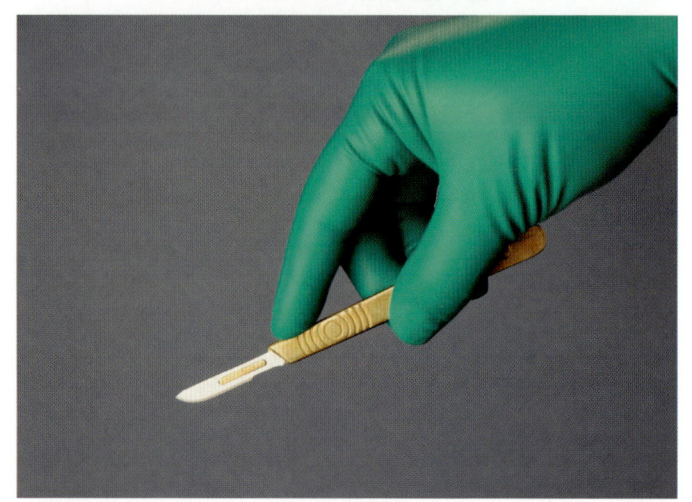

b：肉刀型

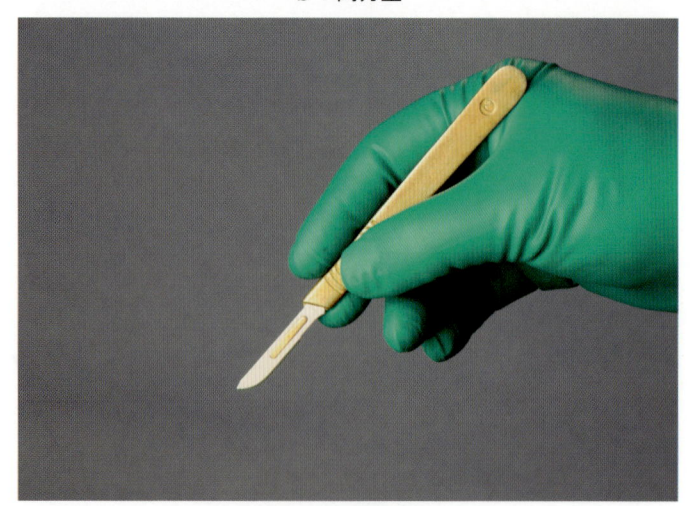

c：筆型

図41 ■ メスの持ち方

2 ハサミ、剪刀

　ハサミは手術操作で最も大切かつ重要な器械であるので、その取り扱いをよく理解し、使用することが外科手術の最も重要な手技の1つである。一般に"バカとハサミは使いよう"と言われるが、切断の仕方も多彩である。ハサミの根元から一気に切る、ハサミを半開きにして押しながら切る、ハサミの先端部で軽く少し切る、また、組織を切るときに抵抗感を感じた際にはその位置でハサミを止められるほど、神経をハサミの先端部に集中していなければならない。その他の利用法としては、組織の圧排、剥離、視野の展開などがあり、その利用範囲は広い。手術の巧拙はハサミの使い方で決まるといっても過言ではないので、慣れ親しんで頂きたい。

1・直剪刀と曲剪刀

　直剪刀は糸切りや硬い組織の切離に用いる。曲剪刀にはクーパー(Cooper)剪刀、メーヨ(Mayo)剪刀、メッツェンバウム(Metzenbaum)剪刀などが代表的である(図42)。

　また、近年バイポーラ機能を備えたバイポーラ シザースが実用化され、切開と凝固を同時に行うことができる。

　曲剪刀の持ち方は、指輪には拇指と薬指を挿入し示指と中指はハサミの固定に用いると諸動作が安定する。この持ち方は鉗子や持針器にも共通であるため、早いうちから習得する必要がある。基本的に剪刀のカーブと手掌の向きを同じにすることが多いが、必要に応じて適宜使い分ければよい。因みに骨盤深部での操作には長剪刀を用いる。

　剥離(メーヨ)剪刀は、組織の切断と、先端での組織の鈍性剥離が主要な目的である。組織を切るときは切離部位を鑷子にて緊張させることが大切であり、剪刀の先端で少しずつ切り離す。また癒着した組織内に先端部を挿入し先端部を開くことにより、癒着を鈍性に剥離することもできる。剥離剪刃は先端部の切れが何より大切である。なお、曲剪刀での「糸切り」はすべきではない。

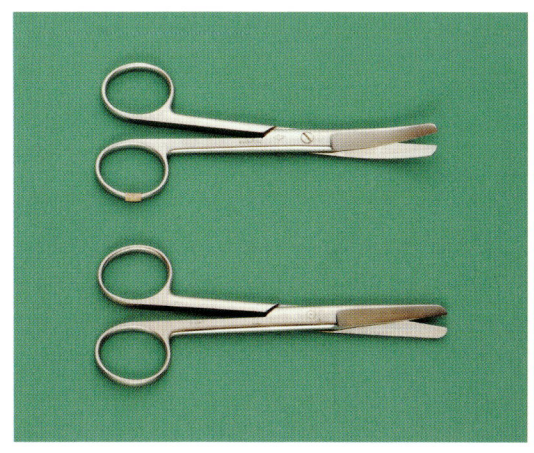

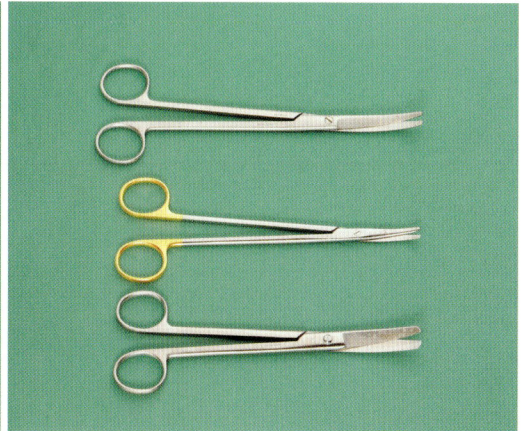

a：短クーパー剪刀(上)、直剪刀(下)　　b：メーヨ剪刀(上)、メッツェンバウム剪刀(中)、クーパー剪刀(下)

図42・剪刀の種類

2 ▪ バイポーラ シザース(図43)

切開・凝固が同時にできる。操作は普通の剪刀の切離と異なり、通常よりゆっくりと通電し、凝固の後で切離すると有効である。詳細は後述する(39頁)。

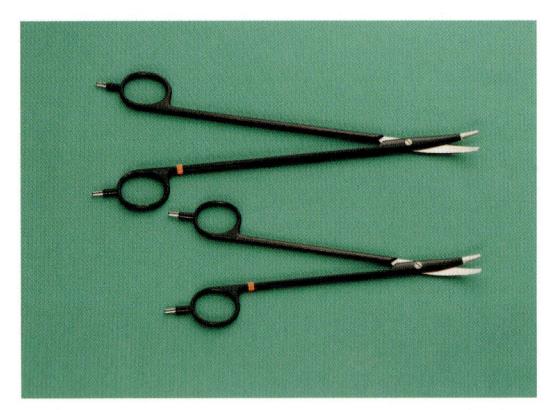

図43 ▪ バイポーラ シザース(パワースター長・短)

3 ▪ コアギュレーティング シアーズ

超音波振動の高振動により組織の物理的切開と、摩擦熱により凝固を可能とした。組織の損傷が少ないことが特徴である。鏡視下手術や直視下手術にも使用が可能である。

VII 鉗子

鉗子(図44)はその目的に応じた種々のものがあり、手術の局面によって使い分ける。それぞれに慣れることが肝要である。

①止血鉗子：ペアン(Péan)無鉤鉗子、コッヘル(Kocher)有鉤鉗子、モスキート(Mosquito)鉗子、足長ケリー(Kelly)鉗子、ライトアングル(Right Angle)鉗子がよく用いられる。

②剝離鉗子：剝離操作には直角・強彎・弱彎ケリー鉗子、細かな剝離操作にはモスキートケリー鉗子が用いられる。

③把持鉗子：その使用目的により、ミクリッツ(Mikulicz)腹膜鉗子、腸鉗子[ドワイヤン(Doyen)鉗子]、組織鉗子[アリス(Alis)鉗子、バブコック(Babcock)鉗子]、血管鉗子[サテンスキー(Satinsky)鉗子、ブルドッグ(Bulldog)鉗子、ドベイキー(DeBakey)鉗子]などがある。

5　手術手技の原則、基本操作

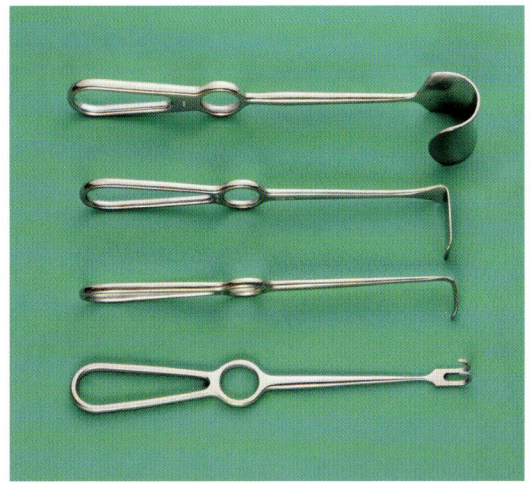

a：上から鞍状鉤、金鉤(中)、金鉤(小)、2双鉤

b：上からミュゾー双鉤鉗子、マルチン単鉤鉗子、バブコック鉗子、アリス粘膜鉗子

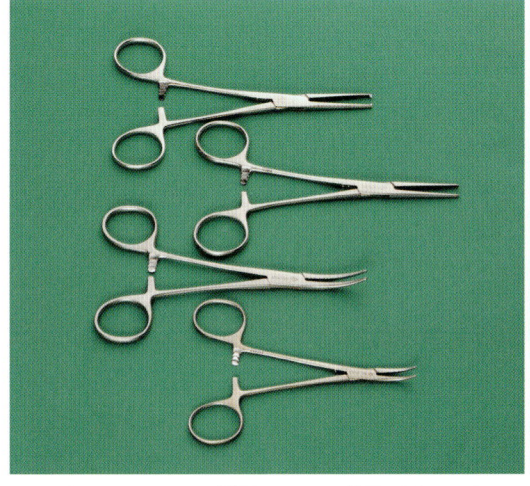

c：上からコッヘル鉗子、ペアン鉗子、長モスキート鉗子、モスキート鉗子

d：上から足長ケリー鉗子、ライトアングル鉗子、シャロット剥離鉗子、足長モスキート鉗子

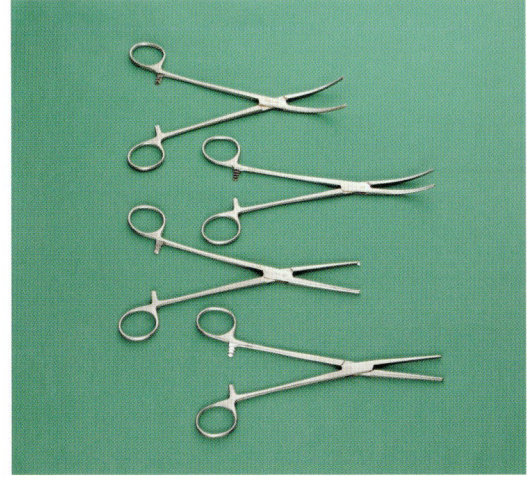

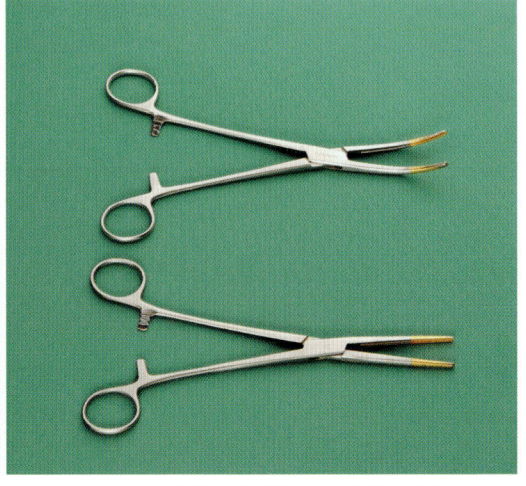

e：上から長曲がりコッヘル鉗子、長曲がりペアン鉗子、長コッヘル鉗子、長ペアン鉗子

f：上から弱彎鋸歯鉗子、長直鋸歯因子

図44▪鉗子の種類

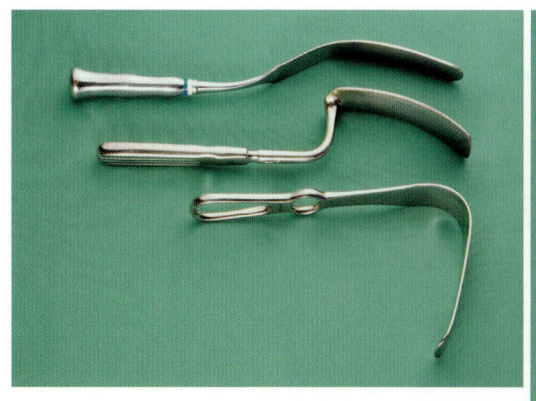

g：上から直腸圧抵鉤、子宮翻転鉤、膀胱圧抵鉤

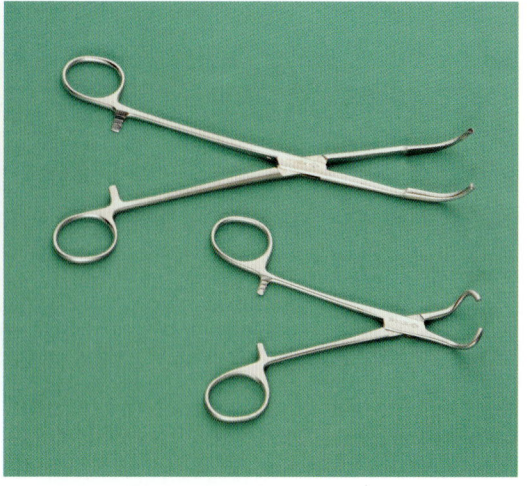

h：上からミクリッツ腹膜鉤子、布鉤子

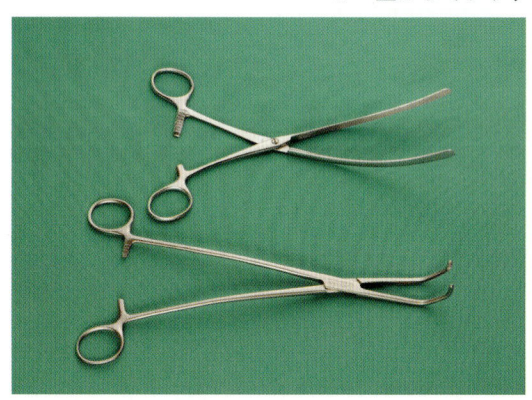

i：上から腸鉤子、サテンスキー血管鉗子
図44・続き

VIII 鑷子（ピンセット）

　無鉤鑷子と有鉤鑷子、組織を愛護的に把持できるドベイキー（DeBakey）鑷子、スチレ（Stille）鑷子、アドソン（Adson）鑷子などある（図45）。
　腹腔内では長い無鉤鑷子が一般的に利用される。有鉤鑷子は組織を傷つけるので軟らかい組織には使用せず皮膚縫合などに使用するが、その中でも多鉤鑷子は利用範囲が広く有用である。

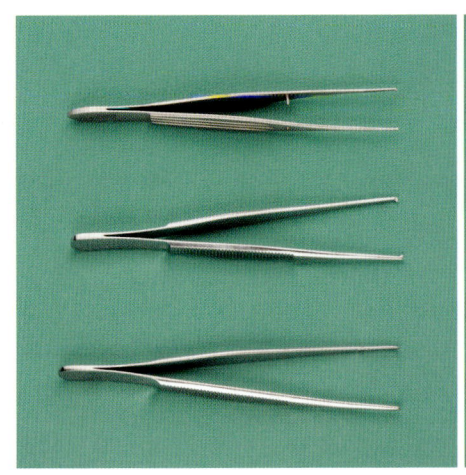

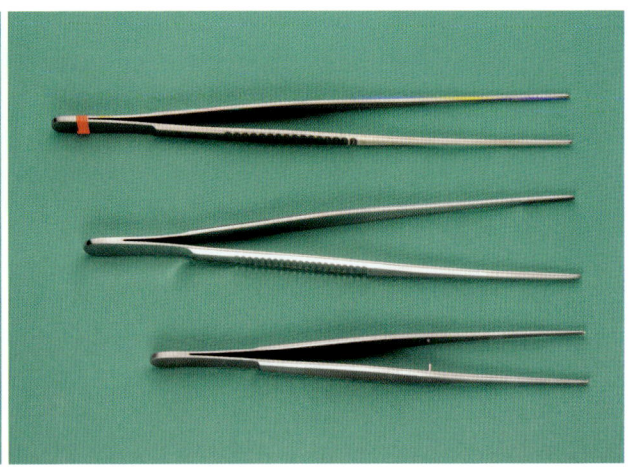

a：上からアドソン鑷子、単鉤ピン、無鉤鑷子

b：上からドベイキー血管鑷子、長鑷子、短鑷子

図 45 ▪ 鑷子の種類

VOL. 6 止 血

　止血法は最も基本的な手術手技の1つであり、状況に応じた止血法を習熟しておくことが必要不可欠といえる。出血の性状は血圧、酸素濃度を反映し、出血部位や血管の種類、さらに実質組織(臓器)からの出血などさまざまであり、それぞれ止血法は異なる。

　少量の出血にも面倒がらずに一つひとつ確実に止血する。そのことが却って短時間で円滑な手術となる。確実に止血するにはさまざまな工夫があり、術者はその手技に習熟し、迅速かつ的確な止血手技を選択することが重要である。

　不十分な視野での手術操作により止血に難渋することは誰しも経験するところである。時には思わぬ術中出血をみることがあり、大量となれば輸血が必要になったり、患者生命の危険に直面したりすることがあるので出血状況を麻酔医に知らせることも大切である。さらに少量の出血でも視野の妨げ、副損傷につながることもあるので対応を疎かにしてはいけない。その際重要なことは、慌てないで出血点を十分に確認して適切な止血法を選択することである。不適切な止血は事態を悪化させるばかりでなんの利点もない。"急がば回れ"である。

　筆者は出血したときに、まず指先による出血点の圧迫で出血を少なくすることも有効であると考える。その場合は指先を少しずつ移動し、血管損傷の程度を理解し必要に応じた止血を考える。また鑷子や鉗子により出血点をつまみ、止血を図ることで事足りることも多いが、止血操作の基本は第一にガーゼや吸引管にて出血を除き、出血点や出血の性状を確認し、次の永久止血法を選択することにある。出血が単一血管であれば鉗子で把持し、結紮すればよく、剝離面のような広い部位には縫合止血が有効である。一方、大動静脈血管や周囲の血管を操作する場合は前もって血管テープなどを用意し、あらかじめ出血に備えながらの操作をお勧めする。しかし、どうしても止血できない仙骨前面部よりの出血などにはタココンブ®などの局所止血材を出血部に貼布し圧迫止血を試みる。また止血が困難な静脈性の実質出血(oozing)に対しては、巻きガーゼを出血部位に詰め込み止血を図るミクリッツ(Mikulicz)法などもある。

　出血血管の識別は重要で、出血の様式により止血法を考える。

　①動脈出血は基本的に結紮または縫合止血で、細い血管では電気凝固でもよい。

　②静脈出血は基本的に結紮、圧迫止血でよく、出血点が確認できない深部の出血の場合は創腔内にガーゼを充塡して止血を図るタンポン法などがある。

　③毛細管出血は電気凝固、縫合止血が一般的である。

　④実質出血(oozing)には圧迫止血が有効で、局所止血剤を併用することや、高周波電流の散布も有用である。仙骨前面の出血には局所止血剤のタココンブ®などを貼布し、止血するまでしばらく強く持続圧迫する方法が有効である。

I 止血法の種類

1 圧迫止血

　指やガーゼで出血点を直接圧迫して止血を図る方法は、毛細血管や静脈性の出血には有効である。また、アビテン®(微細繊維性コラーゲン塩酸塩)、オキセル®・サージセル®(酸化セルロース)、ベリプラスト®、タココンブ®(フィブリン製材)などの組織接着止血製剤を使用する一次的止血法もある。これらは血液や体液をできるだけ取り除き貼付する。深部からの出血の場合は創腔内に熱い生食液を滲み込ませたガーゼを充填して止血を図るタンポン法がある。この場合、最後のガーゼの端を創外へ出しておくとガーゼ抜去の際に有効である。

2 局所止血剤(表2)

　結紮縫合止血が困難な場合に使用するが、動脈性の出血などには適応がない。止血用材料にはシート状、液状、綿状など種々の形態があり、フィブリン製剤、コラーゲン製剤、酸化セルロース、ゼラチン製剤がある。止血用材料は接着反応が速く、組織を接着させた後は分解・吸収され、組織治癒を阻害せず、異物反応が少なく、組織の運動を阻害させないことが要求される。

表2 ■ 局所用止血剤

	商品名	作用機序	使用法	長所	短所	合併症
ゼラチン製剤	スポンゼル® ゼルフォーム®	間隙に血液を吸収し、血小板が破壊されて凝固が進行し、損傷個所の表面に定着することにより止血効果を示す。	適当なサイズに切って圧縮し出血面に押し当て綿で圧迫保持する(30秒くらい)。トロンビン溶液に浸して使用可。	①抗原性がない。 ②骨出血に最適。 ③大量の血液を吸収する。	①ゼラチン自体に止血作用がない。 ②感染の機会を増やす。 ③血液を吸収して膨張する。	①止血部位からはずれやすい。 ②膨張により神経組織を圧迫する。
酸化セルロース 再生酸化セルロース	オキセル® サージセル®(ガーゼ型、綿型)	血液に接触して膨張、出血表面に速やかに密着して止血作用、polyanhydro-glucuronic acid がヘモグロビンと塩をつくり凝血塊を形成。	出血面に適当量を直接適用する。トロンビンとの併用は不可。	①吸収が速く抗原性がないため組織反応が弱い。 ②殺菌性がある。 ③癒着を生じない。 ④取り扱いが容易である。	①静脈洞の出血に不適。 ②骨再生が遅延する。 ③血管の狭窄と硬化を生じる。	①膨張により、神経組織を圧迫する。
微細繊維性コラーゲン塩酸塩	アビテン® インテグラン® インスタット® (シート型、綿型、スポンジ型)	血小板粘着・凝集、血小板凝固因子の活性化により止血効果を示す。	粉末を出血面に振りかける。深部には酸化セルロースを貼布して使用する。2〜3分間圧迫する。	①少量で止血可能。 ②過量の除去が容易。 ③出血面に付着する。 ④血管吻合部に最適。 ⑤骨の生長を妨げない。	①親水性で手袋や器具に付着する。 ②感染の機会を増すので、過剰分の洗浄が必要。	①肉芽腫や膿瘍形成の原因となる。 ② granuloma 形成を促進する。 ③皮膚縫合部が離開する。
フィブリン製剤	タココンブ®(シート型) ベリプラスト®(液状)	フィブリンの膠着作用。	局所に塗布するか筋肉小片、精製ゼラチン、酸化セルロースに絡めて使用する。接着部の血液や体液をできるだけ除去して貼付し、3〜5分間圧迫する。	①創部への付着力が強い。 ②止血が速い。 ③生理的物質である。 ④ヘパリン使用可。 ⑤動脈性出血にも効力を示す。	①作成、調整に手間がかかる。 ②調整を誤ると止血効果に影響する。	①トロンビン、アプロチニンが牛蛋白でアレルギー反応を生じることがある。

3 結　紮

止血鉗子で挟み、縫合糸で結紮する方法で最も頻用されている基本操作の1つである。止血鉗子は出血部位を確認し、周囲組織を挟まないように注意して把持・挟持し、結紮者に鉗子の先端を見せ結紮しやすいようにする。

脱落を防ぐために、糸はできるだけ細い糸を使う方がよい。太い動脈血管などでは、滑落を防ぐ意味で必要に応じ二重結紮を追加する。

4 縫　合

実質臓器の脆弱な組織の出血や血管走行が確認できないときに行う。走行血管が確認できない場合は、周囲組織とともにZ字縫合で適度な力での結紮が要求される。また、縫合止血を行う場合は必要以上に深く糸をかけないことも重要である。血管縫合はある程度以上の太さの動静脈からの出血に対して行うが、裂けやすいのでゆっくりと結紮する。脱落や狭窄の原因となるためプローリン®を用いた縫合止血が原則である。また大損傷のときは、躊躇なく血管外科専門医の応援を求めるなど、臨機応変の対応が必要となる。

5 電気凝固

単極型と双極型がある。どちらも軽く当て、接触面が小さいほどよく止血する。熱が発生するので周囲臓器の損傷に注意する。

6 ヘモクリップ

深くて結紮が困難な部位や小血管に有効である。不必要な使用は周囲臓器の損傷や組織のひきつれを起こすことがあるので注意する。

7 Sonic coagulation shears

超音波振動を利用するもので、超音波のパワーソースで切開や凝固を行う。近年、腹腔鏡下手術で頻用されている(超音波凝固切開装置、40頁参照)。

8 動脈塞栓術(間接法)(Transcatheter Arterial Embolization；TAE)

骨盤内大出血が止まらないときに行う方法。放射線科診断機器を利用した治療、IVR(Inter Ventional Radiology)の1つで、婦人科ではUAE(Uterine Arterial Embolization)がよく用いられる。術中出血には内腸骨動脈(balloon occlusion)なども有効とされている。その場合には放射線科や麻酔科との迅速な連携が必要とされる。

II 手術用電気器具

　手術用電気器具には多くの種類があり、それぞれの特性と正しい使い方を理解し、用途に応じて使い分けることが安全で円滑な手術を追求するためには欠かせない。電気メスは高周波電流を組織に流し、主にその際に発生する熱（ジュール熱）によって凝固や切開を行う。

1 モノポーラ（単極式）

　電気メス、ごく一般的に用いられ、凝固と切開を行う。

2 バイポーラシザース（双極式）

　電気メス、パワースターなどのバイポーラシザースは凝固とハサミによる切開を一連の作業で行える。産婦人科手術の場合はメッツェンバウムタイプのものを深度に合わせて使い分ければよい。実際の使用時は前もってガーゼを生食液で湿らせ、刃の先端を当てて通電し、湯気が出るのを確認しておく。基本操作は場面に応じて次の使い分けができる。
　①ピンポイントテクニック：小出血を凝固止血するため、刃の先端をわずかに開いて当てて出血点の凝固を行う。
　②ペイントブラシ凝固法：比較的広範囲の面では刃先をほんの少し開き、出血面を筆でなでるようにする。
　③ワンステップテクニック：通電しながら凝固しつつ切断を同時に行う方法。
　④ツーステップテクニック：切開時に用いるテクニックで、血管を確実に凝固させるため、血管を挟んだ刃先を左右にスライドさせ凝固後に切開する方法。
　確実に凝固するには捻じり作業を2往復行う。また、切断するときはゆっくりと操作するとよい。通電直後の刃先部分はかなり高温になるので、先端部を必要以上に長く臓器に接することは避ける。

3 低電圧凝固

　リガシュアー®やソフト凝固（バイクランプ®）は電気メスのスパークの発生を抑え、高周波電流を流し、組織に穏やかにジュール熱を浸透させて血管壁そのものを融解・癒合させてシーリングすることにより血管壁の閉鎖・止血や鈍性剝離、組織の把持、切り離しを可能にしたものである。また、実質臓器からのoozingに対して高周波電流を散布して凝固させるspray機能や、アルゴンガスを担体として同様に散布させるものがあり、有効である。

4 超音波凝固切開装置（Sonic coagulation shears）

　超音波を用いたハーモニックスカルペル（J&J）、オートソニックス（タイコヘルスケア）、ソノサージ（オリンパス）などの超音波凝固切開装置は従来の超音波メスよりも高周波の超音波振動のエネルギーを利用したもので、低温で組織の凝固と切開を同時に行うことができるパワーソース

である。周辺組織への損傷が少ないことを特徴としており、繊細な剥離を可能にし、腸間膜や大網の切離に威力を発揮する。

操作時の利点は、
①切開と凝固を同時に行える
②熱損傷が少ない
③煙が発生しない
④把持鉗子や剥離鉗子のように使える
ことで、腹腔鏡下手術には極めて有効である。

欠点としては、
①水分の多い組織には向かない
②血液や水分で水しぶきが上がり視野が悪くなる
③太い血管の凝固が困難
④時間がかかる
などである。

ハーモニックスカルペルの応用は手術手技をより容易にし、出血量の減少や手術時間の短縮につながる。

5 その他

マイクロ波手術器やラジオ波手術器、アルゴンビームコアギュレータなどがある。

手術用電気機器の進歩は速いが、従来の手術器具と同様に特徴、使用法を理解し、使い慣れた器械を適宜に選択して用いることが肝要である。

Vol. 7 皮膚切開と皮膚縫合

I 皮膚切開と皮膚縫合の心がまえ

　最も重要なのは適正な皮膚切開、丁寧な皮膚縫合を行うとする心がまえのもとで、手術手技を実践することである。皮膚切開と皮膚縫合法については、適切に施行されなければ患者のQOLを著しく低下させる。最初の一刀から最後の一針まで気を緩めずに手術を遂行することが大切である。本操作は最も基本的な手技なので、よく習熟すべきである。患者にとって術創は一生残るものであることを念頭におき、閉腹時に最大の注意を払いつつ慎重なうえにも慎重を重ね、術後の瘢痕を目立たないように工夫する。

II 皮膚切開の実際

　皮膚切開は手術全体の設計の一環であり、術野の確保に最も有利な切開線を選ばなければならない。開腹はできるだけ少ない創で有効な視野を得るように工夫し、適切な手術野の展開を心がける。
　皮膚切開にあたっては皮膚に対し垂直にメスを当て、切開部に助手とともに緊張をかけ、途中で手を止めずに連続的に切開する。真皮層の直下には真皮下血管層があるためメスによる切開の深さは真皮浅層までとし、その後に電気メスで切開することにより皮膚からの出血を防止できる。
　産婦人科の開腹法は臍部下から恥骨上縁を切開する正中切開と、恥骨上縁の1〜2cmの部位を横に切開する下腹部横切開が標準である。皮膚切開は皮膚皺の方向に置くのがよいとされ、特に横切開法ではBorgesの提唱したrelaxed skin tension lineに行うとよい。悪性腫瘍の開腹法は正中縦切開が基本となるが、卵巣癌の手術ではさらに縦切開は剣状突起下まで拡大される。開腹手術では腹腔内の癒着などを剝離し、解剖学的に正常の状態に戻してから手術操作を開始する。

III 皮膚縫合の実際

　さまざまな縫合法があるが、基本は層を正しく合わせることにある。
　原則は、
①無菌的な操作を心がける（必要なら生食液で洗浄する）
②血行障害の少ない創面とする
③確実に止血する
④皮膚を愛護的に扱う
⑤各層、特に真皮を正確に合わせ、創面を正しく接合させる

a：適切な締め

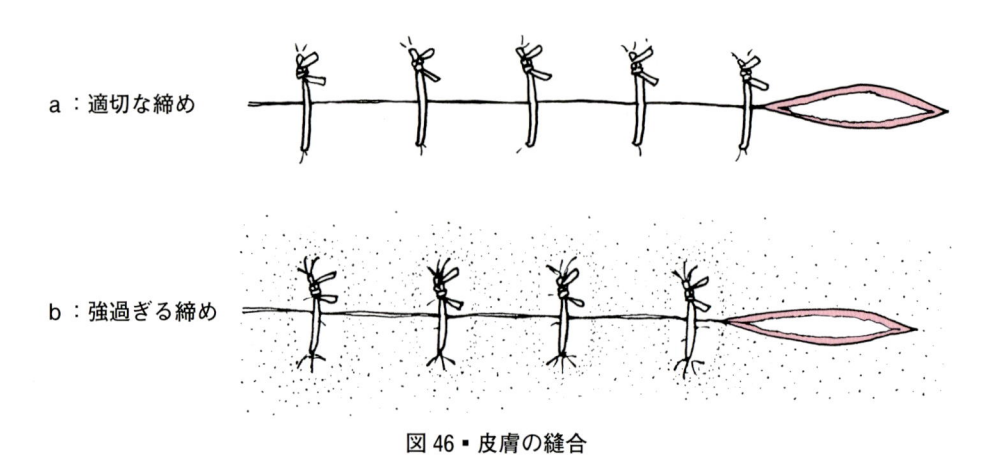

b：強過ぎる締め

図 46 ▪ 皮膚の縫合

⑥死腔をつくらない（必要なら皮下にドレーンをおく）
⑦創面に張力がかからないようにする
⑧結紮は創が軽く接合する程度とし、きつく締めつけない（図 46）
ことである。

　皮膚の縫合は真皮縫合の後、以下の点に気をつける。
　①ステイプラー：創を密着させるものが使いやすく、早く閉鎖が可能となる。さらに炎症反応が軽度で治癒が良好となる。ポイントは創縁を正確に合わせることにある。
　②サージカルテープ：大きな創、深い創での接着は困難で、真皮縫合により創が密着している場合などひと工夫が必要となる。ステリストリップ®、マイクロポアテープ®、また、プラスチックタイプもある。
　③接着剤：皮膚の表層に使用するが、創を全層にわたって接着させるのには適さない。
　④ケロイドをつくらないための工夫：真皮と表皮を分けて縫合する。真皮層を丁寧に、表皮に緊張がかからないように皮下を埋没縫合して真皮内を縫合すると、術創は美しく瘢痕ケロイドをつくることは少ない。

IV　被　覆

　比較的清潔な縫合創ではガーゼ交換は必要なく、創面にポリウレタンフィルム（オプサイト®、バイオクルーシブ®など）を貼っておくとよい。これらは酸素や水蒸気は透過するが、水や細菌は透過させない。

II

● 婦人科手術の実際

●はじめに

　第Ⅱ部では、婦人科において広く一般的に行われる腹壁切開（樋口式横切割法）と腹式子宮全摘手術、腟式子宮全摘出術、子宮脱根治手術について述べる。

　手術術式には開腹法、腟式法、そして内視鏡下法などがある。その選択は各施設や術者の習熟度や"好み"により決められているのが現状で、一概に術式を定めることはできない。安全・確実な手術が何よりも大切である。

　手術の禁忌としては、

①手術に不利益をきたす薬物の服用
②高度な貧血
③心肺機能に異常
④感染症や合併症

などがあるが、麻酔科で中止や延期を求められるものは術前検査でスクリーニングすることが大切である。

VOL. 1　腹壁切開：樋口式横切割法

　腹壁の切開と閉腹の工夫については既に述べた。体位は仰臥位が普通である。産婦人科領域における開腹術において主に使用されるのは白線に沿った縦切開、下腹線に平行する横切開のいずれかであり、実際には縦切開法が多く用いられている。その理由としては、①操作の簡便性、②術野の広さ、③創の拡大が自由、などの利点が挙げられる。

　しかし筆者は、腹壁横切開法は帝王切開術などにさらに利用されてよいと考える。元来、横切開法はキュストネル・パンネンスチール法（1901）を根幹にしている。元法は、

①皮膚切開の位置が上前腸骨棘を結ぶ線上から恥骨上2cmと高い位置である。
②腹直筋鞘の切開は皮膚切開の直下を横切開する。
③腹直筋膜の下方向を剥離しT字切開する。必要があれば上方向の切開を追加し十字切開とする。
④さらに術野の拡大が必要な場合には腹直筋を横切開するMaylard切開を追加する。

などである。

　ここで述べる方法は樋口繁次先生（東京慈恵会医科大学産婦人科 元教授）の筋膜T字切開法（1924）の変法である。樋口一成先生（東京慈恵会医科大学産婦人科 元教授）は「筆者は既に十数年両者を併用してその得失利点について比較検討してきたのであるが、巨大腫瘍を除外して単純全内性器摘出術まで、すなわち子宮頸癌に対する広汎性全摘出術や卵巣癌根治手術以外は一般に現在行われている以上に横切割法が使用されてよいと考えている。すなわち本法は、パンネンスチール法に対しては、腹腔内に入るまでの皮下各組織間の処置に多大の相違があり、また繁次法よりもさらに組織間の鈍性剥離を主とするものである」と述べている。以下に筆者が日常行っている腹壁横切開法を紹介する。さらなる変法であることをご承知願いたい。

I　腹壁横切開法

　絶対的原則として切開創は全長15cm以内とすべきで、それ以上の手術野が必要な場合は縦切開を用いるべきである。本法の利点は、

①術後の腹壁ヘルニア発症がほとんど皆無である。
②術創が陰毛により被覆され極めて美容的である。
③腹壁運動の関与が少なく術後の疼痛が軽く、患者のQOLの面で優れている。

などにある。教室では鈍性剥離を多用するので、腹壁の横切割法の名称で原法には紹介されている。

1　皮膚切開

　皮膚切開の位置は恥骨上1～1.5横指とし（図1）、下腹線皺壁と重ならないように注意する。ま

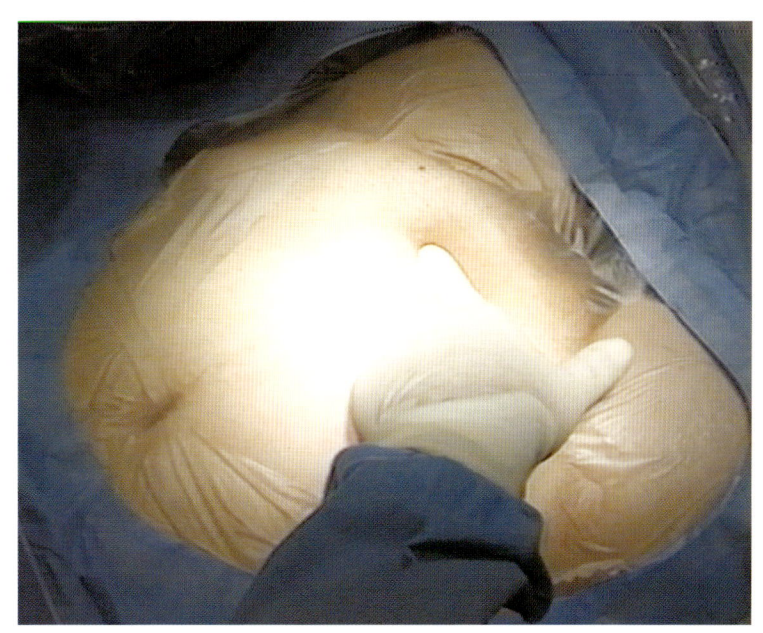

図1▪腹壁横切開
指先で恥骨上1〜1.5横指を確認する。

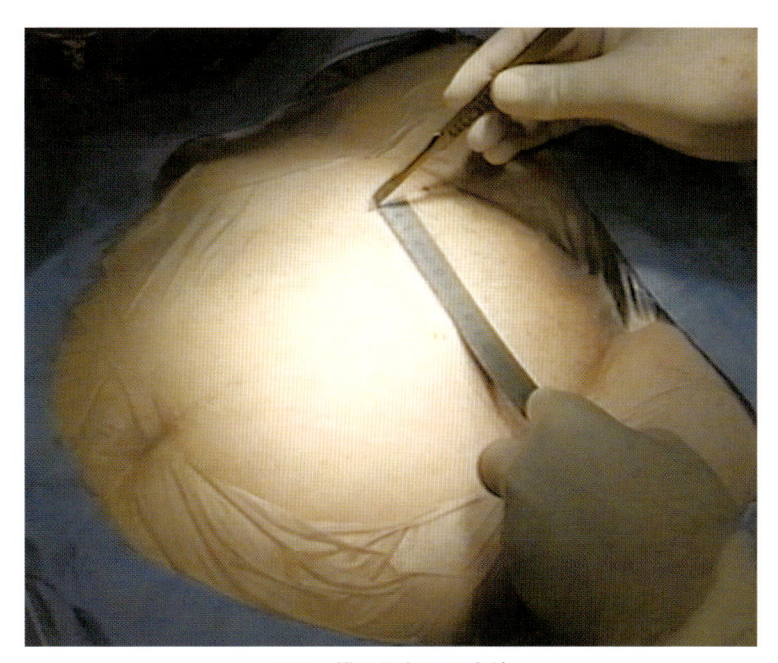

図2▪横切開部の予定線
左右対称になるように。

た、左右対称になるように、あらかじめメスの背側にて白線を基準とした切開予定線を引くとよい(**図2**)。このとき、切創が斜めにならないようにする(**図3**)。

図3 ■ 皮膚切開

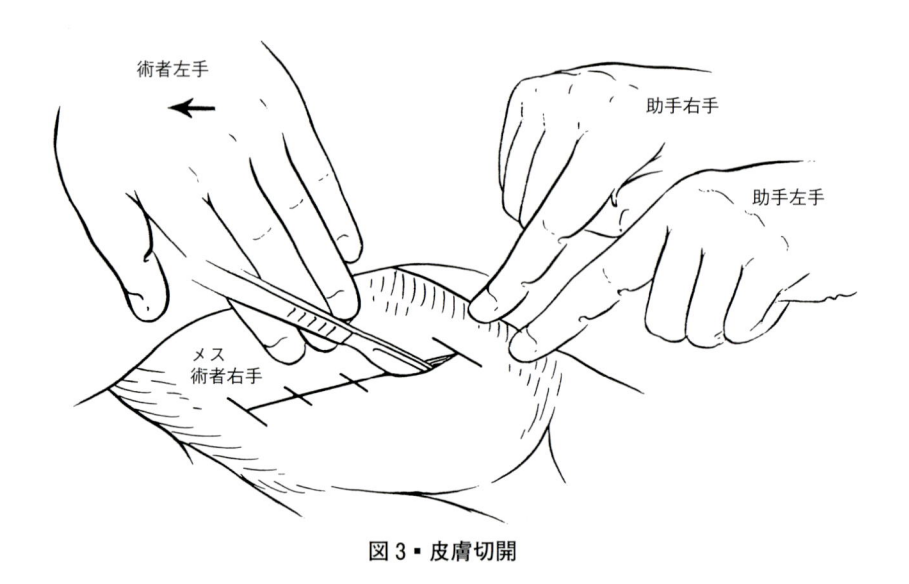

　第一切開は、軽く皮下組織に達する程度に予定線全長にわたって皮膚を切開する。次いで第二切開は切創の中央部を腹直筋膜(以下：筋膜)に到達するまで切り進める。この皮下組織の切開は電気メスで行っても問題はない。筋膜に達したならば術者と助手は左右の示指と中指をこの創面に入れ皮下脂肪組織と筋膜との鈍性剥離を行う。そして臍方向に3〜4cmの部位まで筋膜の表面を白線が露出するまで剥離を進める。
　ここで助手は右手の鉤を臍側に置き上方向に挙上する。術者は剥離の上縁にメスで白線を中心として左右に2〜3cmの筋膜切開をつくる(**図4、5**)。次いで術者・助手は共に有鉤コッヘル鉗子

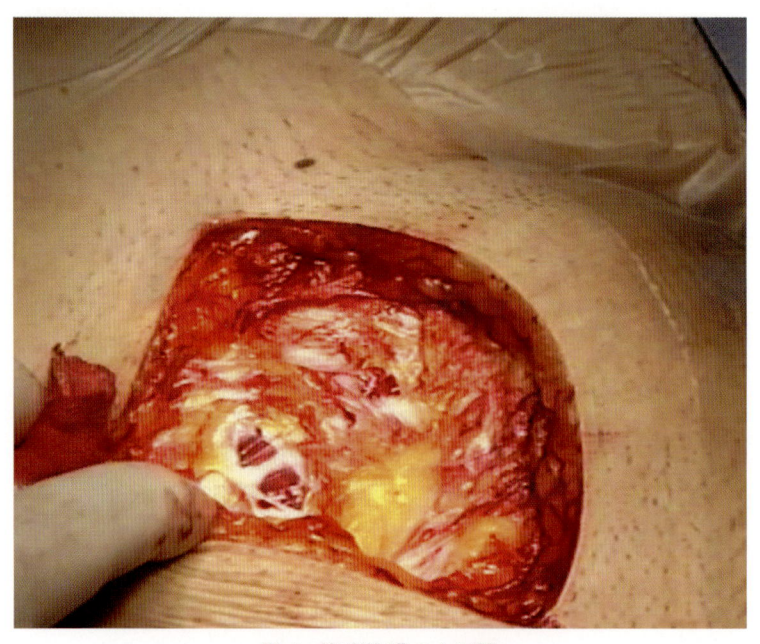

図4 ■ 腹直筋膜の小切開
左右対称に剥離し、できる限り頭側に置く。

図5●腹直筋筋膜の横切開

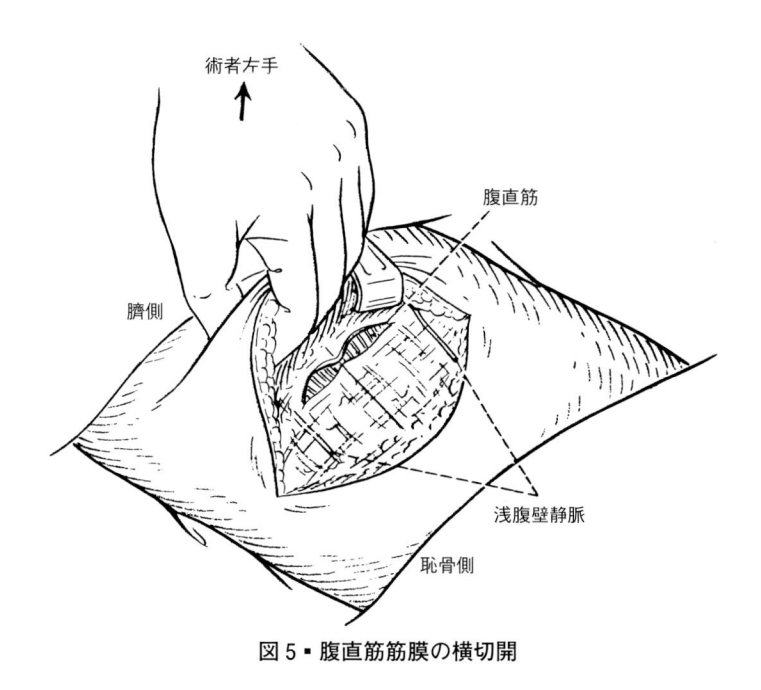

で臍側の筋膜縁を挟む。ここで術者は2本の有鉤コッヘル鉗子を左手で把持し右手の拇指先端を筋膜・腹直筋の間に挿入して、左側、右側の腹直筋膜部位の剥離を左右に行うとT字の横切開が形成される(図6)。このとき特にハサミによる切開は必要としない。この操作は鈍性に剥離することにより不必要な出血を起こさせないことが要点であるので特に注意しなければならない。時に白線の下部(裏)の筋膜筋層間に剥離の不十分な部分があればハサミにて鋭性に切断する。

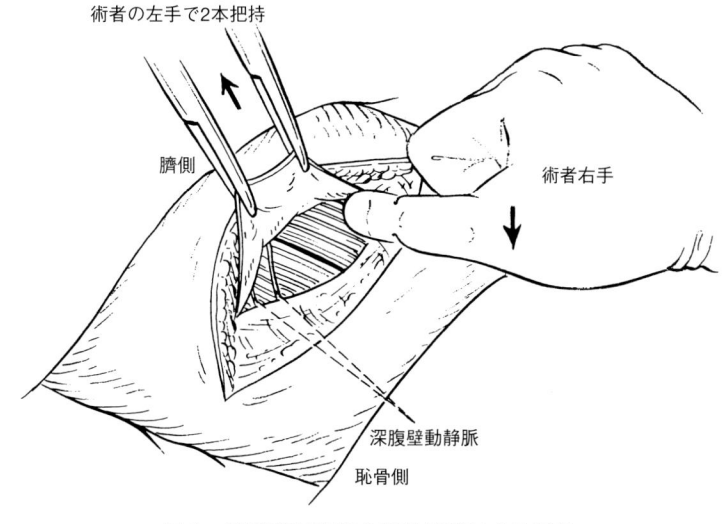

図6●筋膜横切開創の鈍性剥離による延長

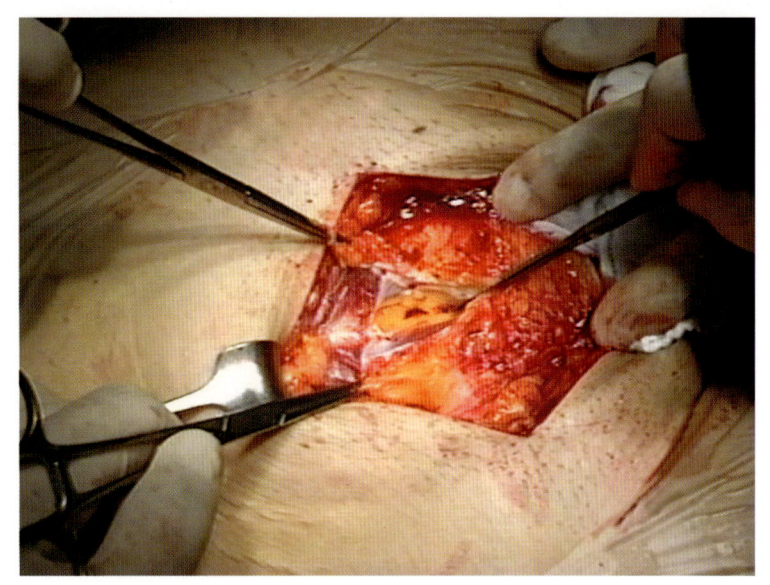

図7 ▪ 腹直筋膜のT字切開
白線上を恥骨上縁まで切開する。そのとき、助手は恥骨上縁を下方へ。

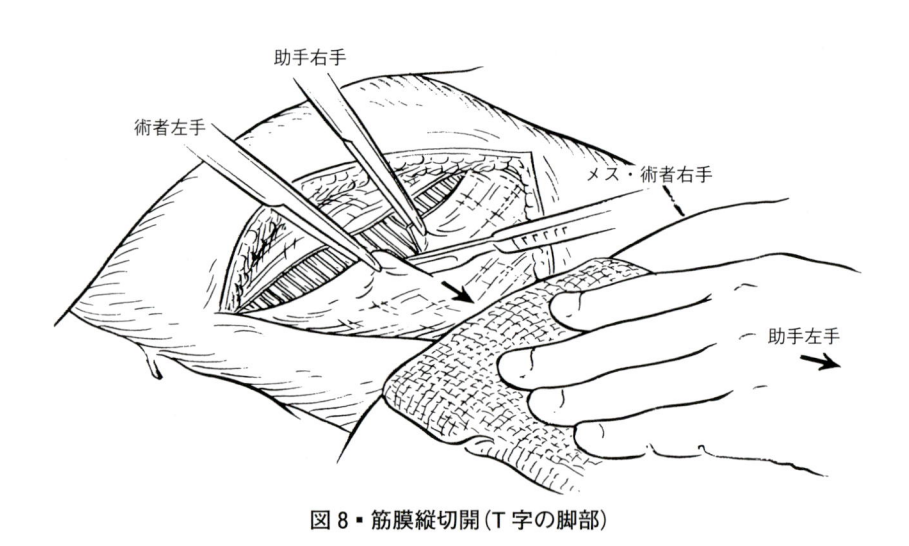

図8 ▪ 筋膜縦切開（T字の脚部）

　その後、2本のコッヘル鉗子にて筋膜切縁の恥骨側を白線を中心として左右1〜2cmの部位で挟み、これを臍側に牽引しながら白線上を恥骨下縁まで縦切開する（図7、8）。このとき助手は腹創の恥骨側を足側に圧排し術者の切開を補助する。すなわちこの操作によりT字型切開が完成したわけである。ここで縦切開の両腹直筋の間の中央上端に鉗子を鈍性に挿入して先端を開くと腹直筋は離開する。この部位に術者は両示指を挿入し、左右の腹直筋をさらに離開すると腹膜が露出してくる（図9）。ここで術者と助手は共に左右の示指と中指を両側の腹直筋に当てて自分側にできる限り牽引して、手術野の拡大を図る（図10）。このとき手指の先端をあまり曲げ過ぎると下腹壁静脈の損傷を起こすことがあるので注意する。

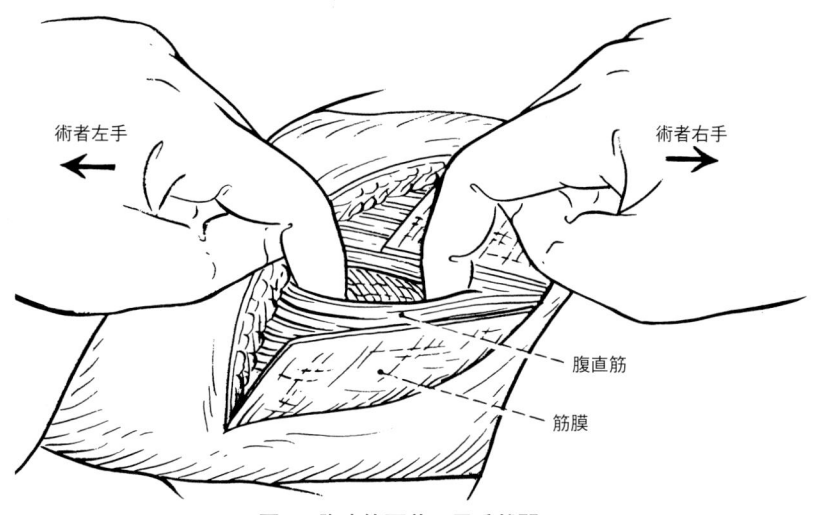

図9 ▪ 腹直筋両葉の用手離開

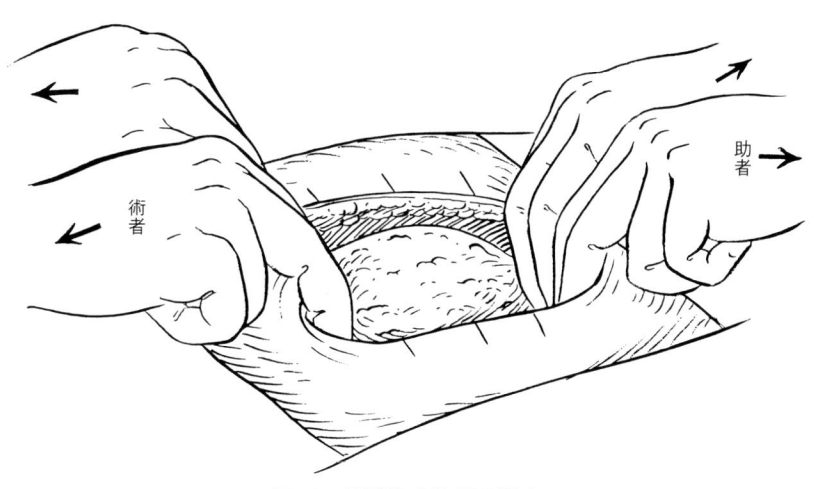

図10 ▪ 筋膜腹直筋創の開大

　術者は左手、助手は右手に鑷子を用い、腹膜を挟み挙上し、腸管・大網などのないことを確認し腹膜を縦切開する(図11)。腹膜が一部開放したなら術者はさらに注意深く上下に切開創を延長するが、特に下側の膀胱の損傷には気をつける。次いで術者と助手は両指を腹腔内へ挿入し腹膜を含めて自分側に牽引しさらなる手術野の拡大を図り、開腹鉤を設置する(図12)。

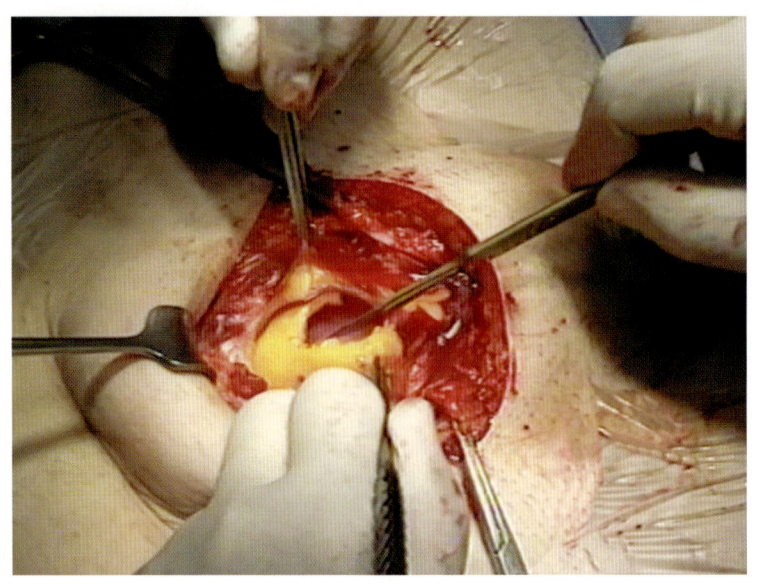

図11 ▪ 腹膜の切開
助手と共同で腹膜を把持しメスにて腸管のないことを確認し開放する。

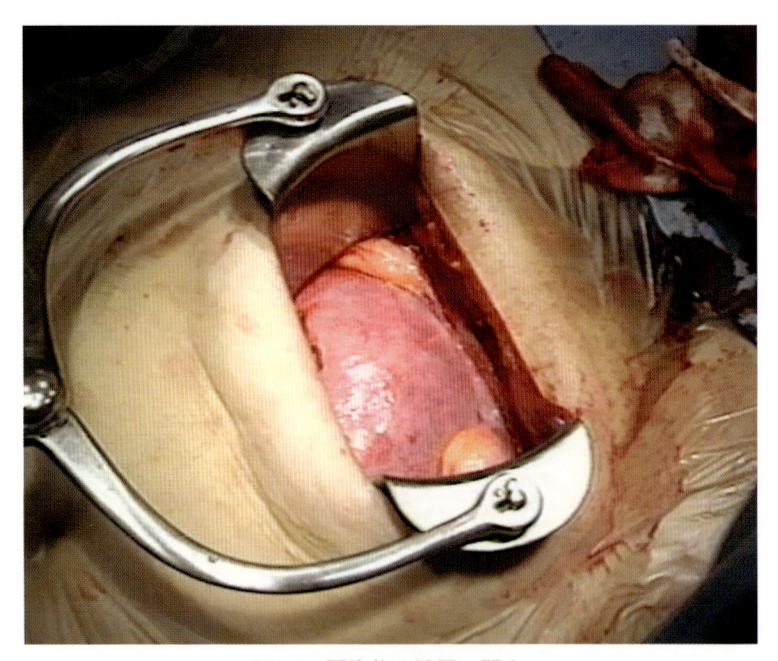

図12 ▪ 開腹鉤の設置・開大

【横切開法のコツ】
　腹壁の切開・開腹は助手との協同作業であり、両者は息を合わせて操作することが大切である。腹膜の切開は無鉤鑷子で十分に腹膜を挙上し、腸管のないことを確認し、メスを押し下げるように切開すると腸管の損傷がない。開腹鉤は腹腔内に挿入したならば術者の両手の示指と中指を腹腔内（臍側と恥骨側）に挿入し腹腔を持ち上げるようにして設置するとよい。

2 閉　腹

　横切開法では鈍性剝離を多用していること、さらに腹壁閉鎖には手術時間の短縮を図るために連続縫合を多用していることが特徴である。

　腹膜縫合では助手は右手に鈍鉤を持ち、臍部の皮下組織と筋膜を圧排挙上し、筋層と腹膜を露出する。腹膜を数本のミクリッツ鉗子で把持する（図13、14）。

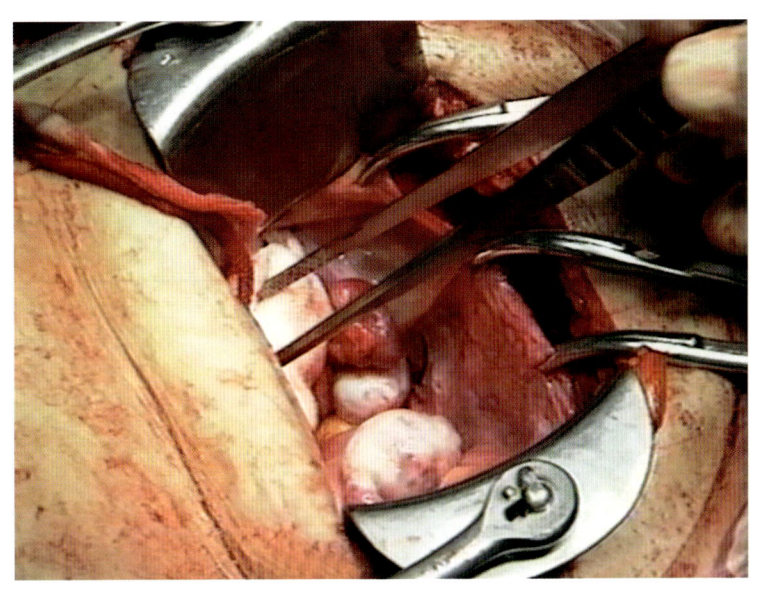

図 13 ▪ 閉腹
腹膜鉗子して腹膜を把持し、また腹腔内の出血・遺残のないことを確認する。

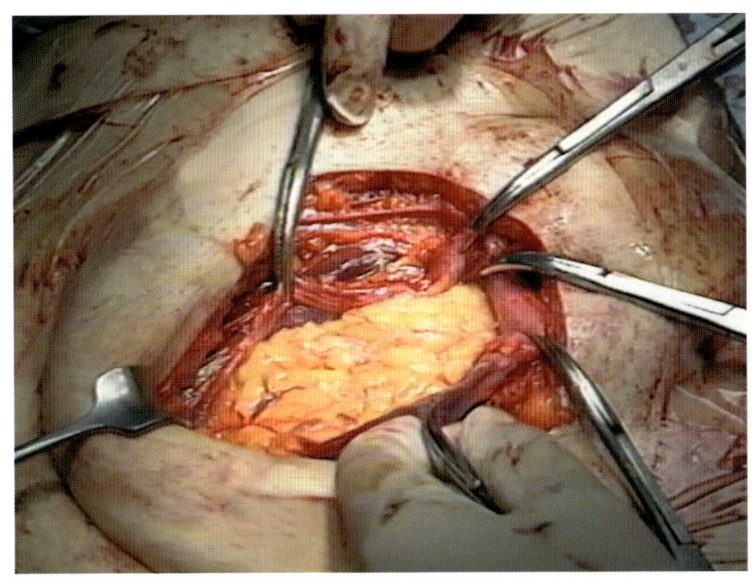

図 14 ▪ 閉腹
腹膜を数本の腹膜鉗子で把持する。

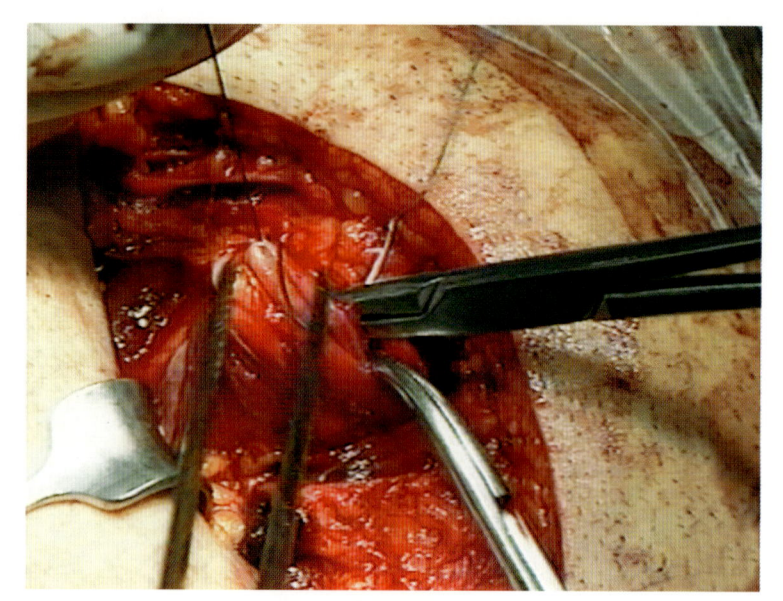

図 15 ▪ 腹膜の連続縫合

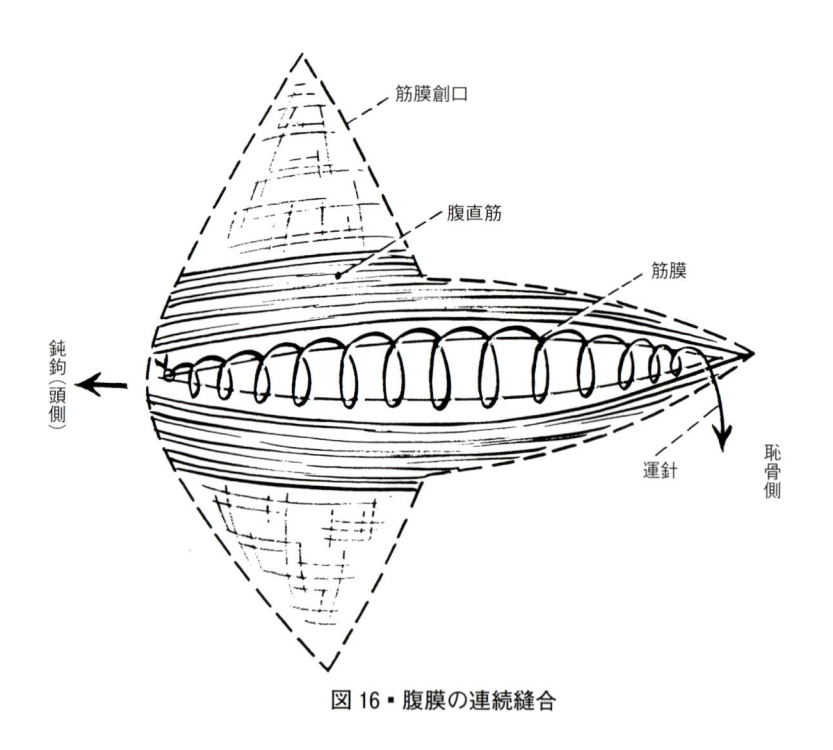

図 16 ▪ 腹膜の連続縫合

　術者は左側の腹膜頭側より右端の膀胱腹膜までを連続縫合し（図 15、16）、引き続き恥骨側の針糸で腹直筋の下端および筋膜の下から筋膜の上方向へ通す（図 17、18）。このとき、助手は左手で恥骨側腹創を下方向に圧排し運針・縫合を助ける。術者は T 字型切開の縦部分の連続縫合を恥骨

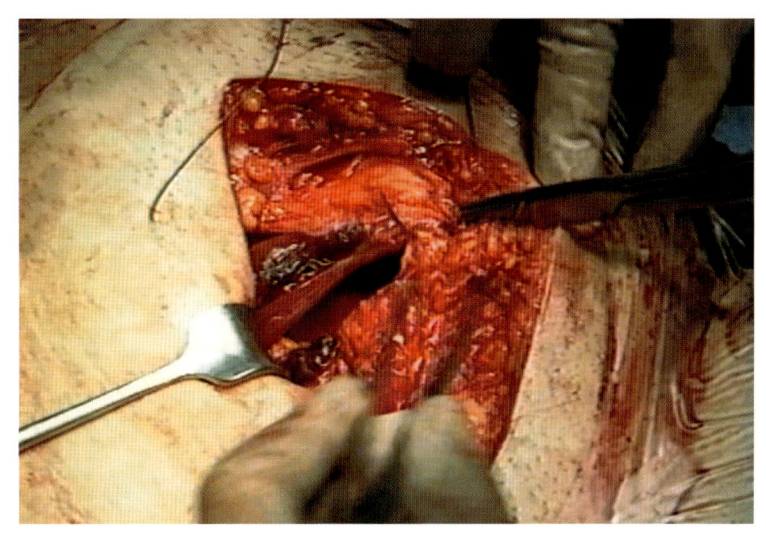

図17 ▪ 腹直筋膜の縫合
T字の下端より上方へ連続縫合を行う。

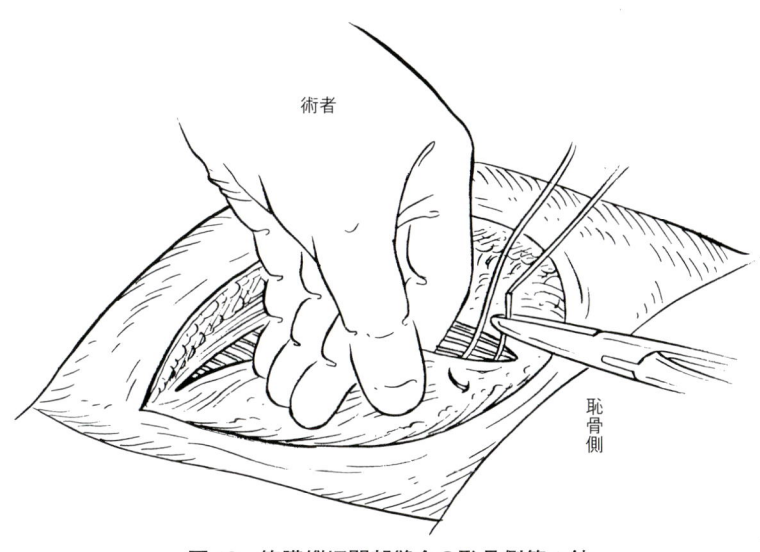

図18 ▪ 筋膜縦切開部縫合の恥骨側第1針

側の下端からT字交差部まで縫い上げる。ここで縫合糸を4〜5cm残して切断し鉗子で保持しておく。

　次いでT字の横切開部の縫合に移る前に、臍側筋膜の中央をコッヘル鉗子にて挟み、上方に挙上する。ここで術者は頭側に見える左右の腹直筋の一部と筋膜の裏側中央を同部の死腔をなくすために一針結紮縫合する(図19)。次はT字横切開筋膜の連続縫合を患者左側より進め、中央部に達したならば保持してあった下からの縫合糸と結紮し(図20)、残りの右側筋膜部分を連続縫

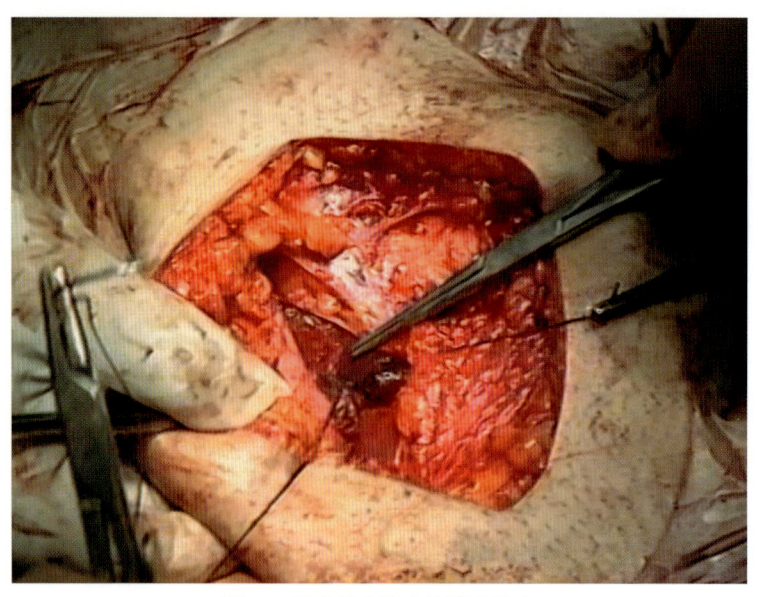

図 19 ▪ 腹直筋と腹直筋膜の縫合
死腔をなくすために一針縫合する。

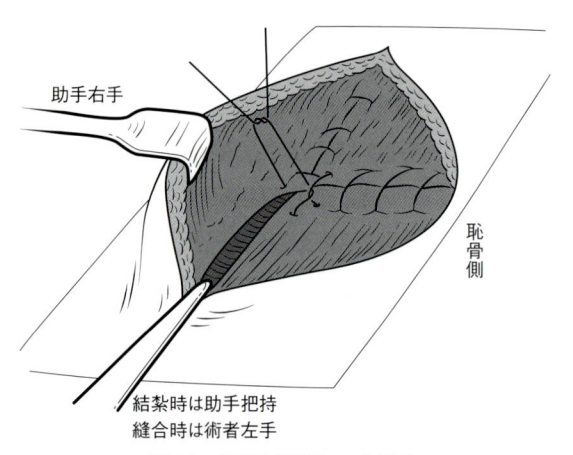

図 20 ▪ 腹直筋膜のT字縫合
T字の横縫合と縦縫合の糸を中央で緩まないように結紮する。

【横切開閉腹時のコツ】

　腹膜の縫合は連続縫合で行うため助手の持つ縫合糸の牽引方向は大切で、運針の方向と逆方向に縫合糸を引くと術者は縫合がしやすくなる。また、癒着を起こさないように注意深く縫合する。鈍性剥離を多用しているので皮下組織を縫合する前に皮下組織部分を200〜300 ccの生食液で洗浄すると術後の発熱などの予防になる。

合して筋膜縫合を終える(図21)。

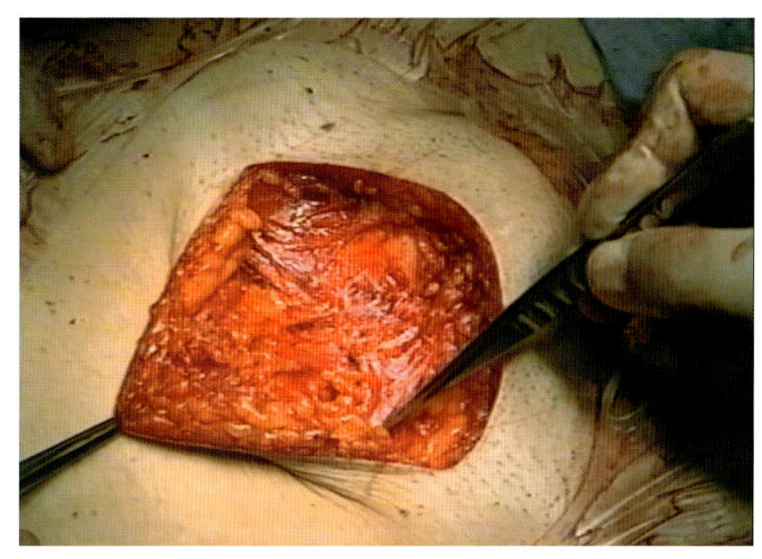

図21 ▪ 筋膜縫合の終了時
T字状に縫合部分が見える。

　皮膚縫合を行う前に、皮下脂肪組織の剥離面が広いので数ヵ所の埋没縫合を加え(図22、23)、死腔をできるだけ少なくすると術後経過はより良好となる。皮下の脂肪組織が厚いときは皮下ドレーンを設置してもよい。後は皮下真皮の縫合やステイプラーにより皮膚の固定とステリストリップなどを置き閉腹を終了する(図24〜26)。

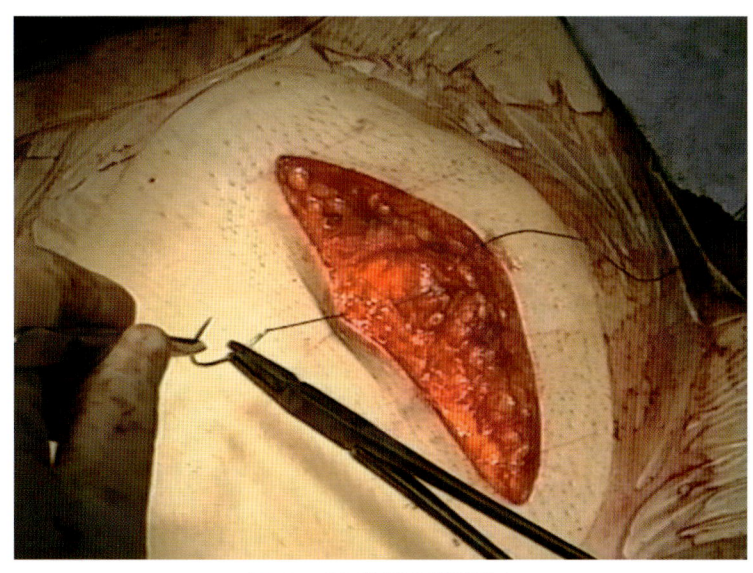

図22 ▪ 皮下組織の埋没縫合

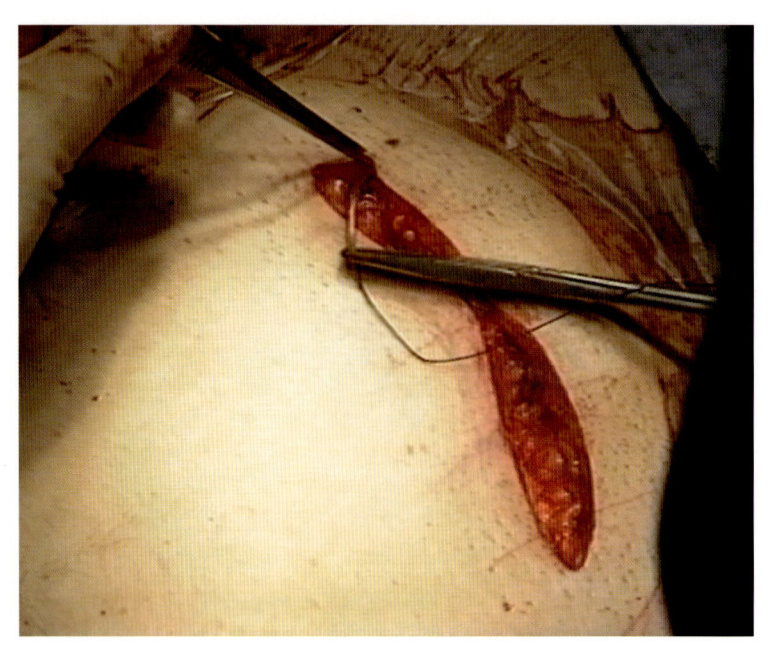

図23 ▪ 皮下組織の埋没縫合

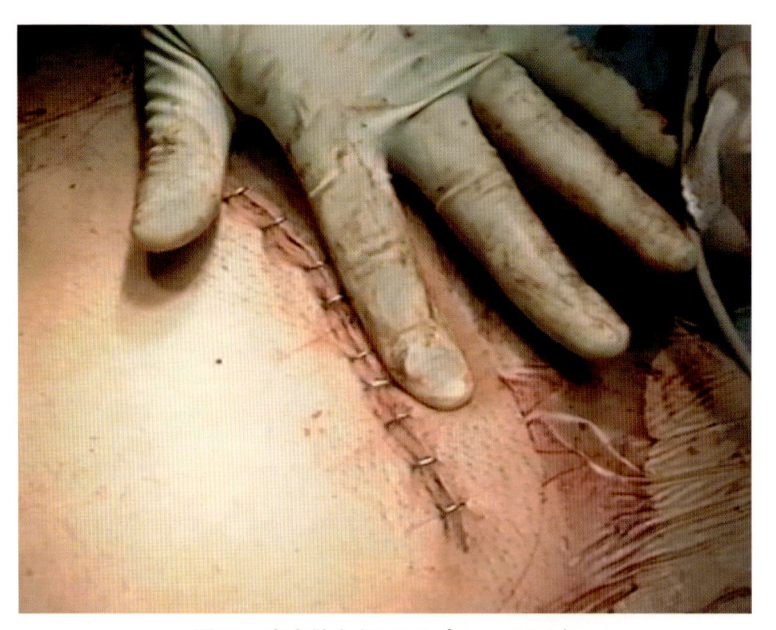

図24 ▪ 皮膚縫合（ステイプラーによる）

【皮膚縫合のコツ】
　再手術の瘢痕症例では瘢痕部を切除した方が皮膚創がきれいに仕上がる。埋没縫合は上下・左右正しく運針し、真皮縫合を細かくおくとケロイド形成が少なくなる。

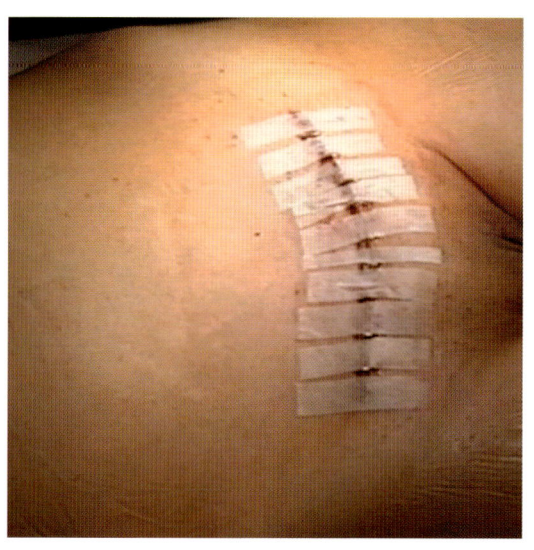

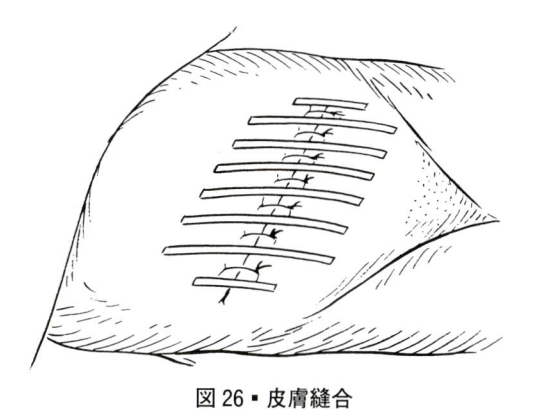

図 25 ▪ 皮下縫合
サージカルテープを置く。

図 26 ▪ 皮膚縫合

図 27 に摘出された子宮筋腫の肉眼所見を示す。子宮腟部が円蓋部に沿って適正に切断されている。

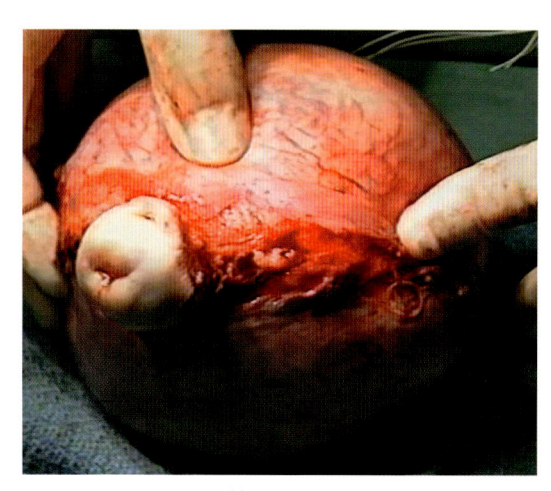

図 27 ▪ 摘出した子宮筋腫

以上の横切開法は技術的に操作が繁雑に思われるかも知れないが、縦・横の両法間に難易の差はなく、さらに活用すべきと考え紹介した。

【摘出物の評価】
　摘出された子宮が上手に切除されたか否かは子宮腟部の円蓋部に沿って切離されていればよく、腟部が十分に取り切れていない場合は反省する。摘出子宮は外子宮口よりクーパー剪刀を挿入し子宮底部まで子宮前壁を縦切開し、その後左右の子宮角へ向かって切開を拡げすべてを確認する。

VOL.2 腹式子宮全摘出術（慈恵医大式子宮動脈集束結紮法）

　腹式単純子宮全摘出術は、主に子宮筋腫において行われる。子宮筋腫の主訴として多いものは過多月経、月経困難症、貧血、下腹部痛、不妊、腰痛、排尿障害や腫瘤感などであるが、これらの訴えが強く、挙児希望のないときには単純子宮全摘出術が行われ、未産婦や挙児希望者には筋腫核出術の子宮温存が行われる。

　子宮筋腫の手術適応基準は、

①大きさが手拳大以上、または多発性
②手拳大以下でも過多月経や貧血の著明なもの
③膀胱、尿管、直腸への圧迫症状が著明なもの
④有茎筋腫の茎捻転
⑤筋腫分娩で出血多量
⑥筋腫が不妊、流産、早産の原因と考えられる

などである。

　東京慈恵会医科大学（以下：慈恵医大）にて伝統的に行われている子宮全摘術の特徴は、子宮動静脈を内子宮口より低い位置で集束結紮し、1回の操作にて次の腟壁の切断を行う方法である。当然のことながら、そのためには尿管の操作が重要となるが、安全にして簡単迅速な手術術式である。

　心配される尿管・膀胱損傷は、帝王切開術後や子宮内膜症で尿管や膀胱の可動性が癒着により損なわれているときに起こりやすいため、膀胱の剥離は注意深く行う。尿管の損傷は子宮内膜症で多く、尿管が子宮動脈との交叉部で癒着しているときには子宮内膜症のない上位の頭側で尿管を確認し剥離を交叉部まで進めて処理すれば安全となる。また子宮動脈処理は問題ないのに後腹膜を閉鎖縫合するときに縫合糸を掛けてしまうこともあるので、後腹膜の縫合時には注意が必要である。表1に尿管損傷回避の工夫をまとめた。後腹膜を閉鎖しない開放方式では、腹膜内をよく洗浄し、出血のないことを確認し、セプラフィルム®やインターシード®にて開放部を被覆すれば後腹膜縫合時の尿管損傷の心配は回避される。次いで閉腹に移る。

表1 ▪ 尿管損傷回避の工夫

1. 子宮の正しい牽引
2. 膀胱の剥離
    1）膀胱腹膜と粗結合織部の正しい切開
    2）子宮頸部の中央を腟壁移行部まで剥離
    3）膀胱脚部（静脈叢）をゆっくり左右側方へ圧迫
3. 子宮後方および仙骨子宮靱帯の処置
    1）広間膜後葉と子宮動静脈血管部の剥離
    　（仙骨子宮靱帯の起始部まで）
    2）特に尿管の確認はしない
    3）仙骨子宮靱帯の処理は特にしない
4. 子宮動静脈および基靱帯の処理
    集束1回結紮法

I　腹腔内の確認

　腹腔内のオリエンテーションを行うことは重要で、子宮の可動性、癒着の有無や程度、尿管の走行異常をきたす癒着や腫瘤では解剖学的位置関係には十分注意し正常な位置に修復し手術を始める。特に子宮内膜症で骨盤腔が閉鎖しているようなときには後腹膜腔を展開し、高い位置で尿管走行を確認し、剥離操作を進めるとその後の操作が安全でよい。なお子宮を把持鉗子で操作しやすいように把持する。

II　円靱帯の結紮・切断

　円靱帯はできるだけ子宮側で結紮・切断する。このとき、同時に膀胱腹膜の一部と広間膜前葉を切開し開放する（図28）。

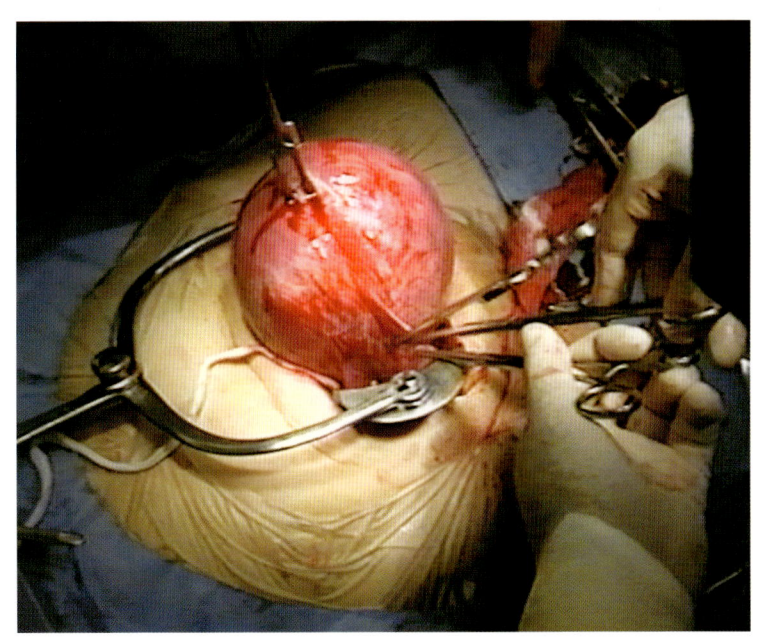

図28・円靱帯の結紮・切断
できるだけ子宮側で処理した方が次の操作がしやすい。

III　卵巣提索の結紮・切断

　この部分には卵巣動静脈があるので確実に結紮をする（図29）。卵巣・卵管を摘出する場合で癒着のない場合には、卵巣動静脈を手指で骨盤漏斗状靱帯側に血管を集束し後葉の下方から上方に擦り挙げると、前葉とも簡単に開放される（図30）。開放された広間膜と血管部を同時に挟鉗し処理する方法と、広間膜から血管部より遊離して血管部のみを結紮・切断する方法とがある（図31）。

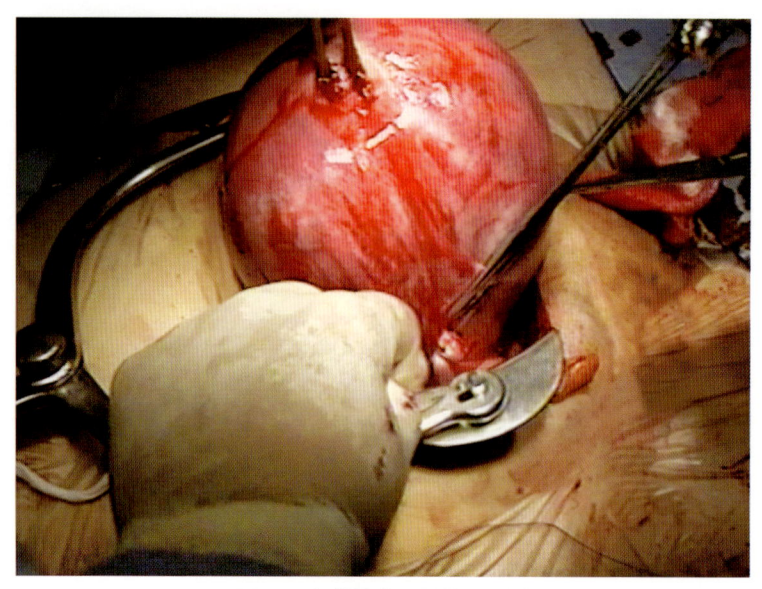

図29▪卵巣提索の結紮・切断
無血管部を挟鉗し切断すると出血はない。

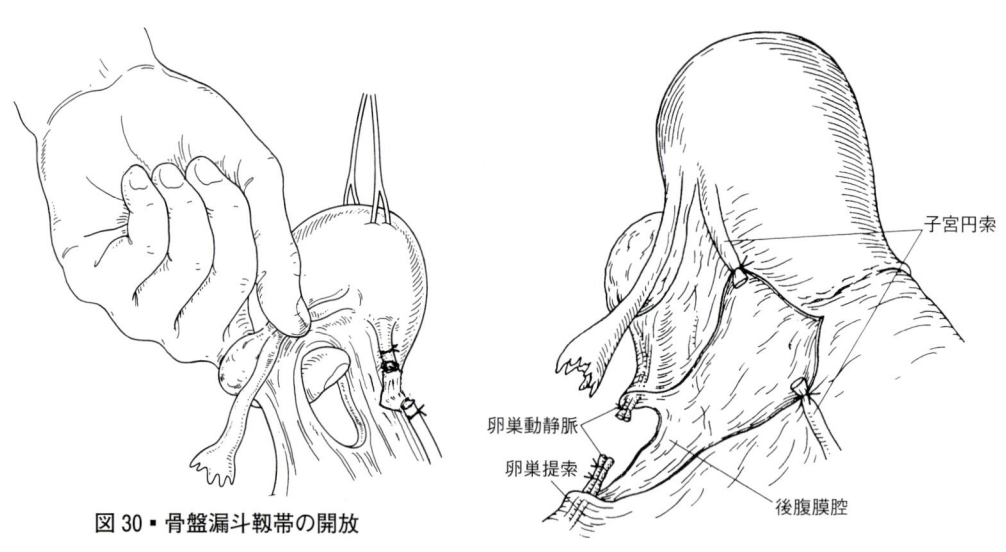

図30▪骨盤漏斗靱帯の開放

図31▪卵巣動静脈の切断・結紮
子宮円索
卵巣動静脈
卵巣提索
後腹膜腔

【附属器処理のコツ】
　卵巣、卵管、ダグラス窩は子宮内膜症の病変が多発する部位なので注意深く観察する。附属器を残す場合には最初から卵巣などを処理してから操作するのか、子宮摘出後に卵巣を処理するのかを判断しながら臨機応変に対応する。

一方、附属器を残す場合は卵巣固有靱帯と子宮体部の間に3本の長ペアン鉗子で挟鉗し、子宮側のペアン鉗子に沿って切断する。結紮糸は卵巣摘出時と同じく頭側の鉗子に二重結紮を行う（図32）。子宮内膜症や子宮筋腫などで尿管の走行が迂曲し卵巣動静脈に近接しているときは、尿管を確認する。

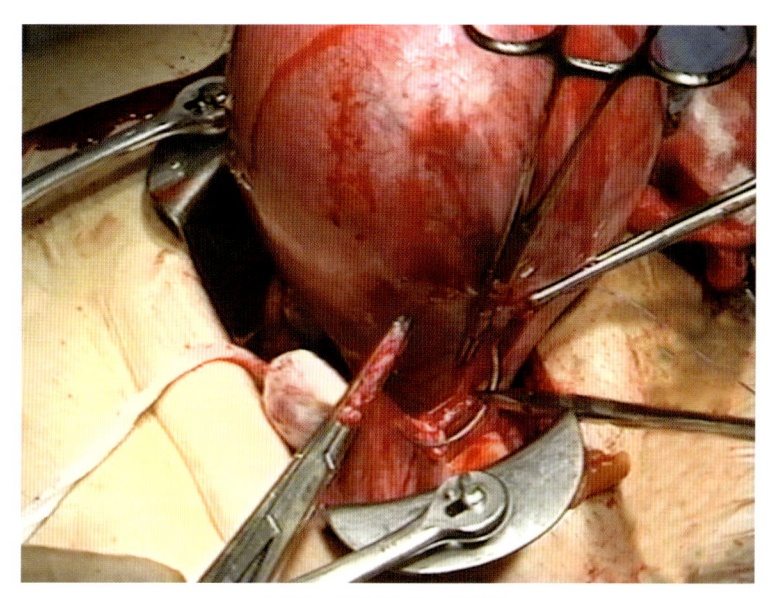

図32 ■ 附属器の二重結紮

IV　膀胱腹膜と膀胱の剝離操作

　膀胱を子宮頸部より剝離するには、子宮を十分に頭側に挙上し操作する。

1 第一ステップ

　膀胱腹膜を切開する。膀胱腹膜翻転部と膀胱部との中央で可動性のある部位を鑷子にて挙上し、クーパー剪刀にて膀胱腹膜を1cmほど切開する。このとき、翻転部の近くで切開すると腹膜の剝離を困難にするばかりか却って出血をきたすことがあるので注意をする。
　次いで左右側方の膀胱腹膜を円靱帯断端まで切開創を拡げる。このときクーパー剪刀を腹膜下の疎な結合織に挿入し、"天使の空隙"と呼ばれるトンネルを形成し切開すると、この部位からの出血はない。この第一ステップの操作は電気メスにて処理してもよく、出血もなく容易である。ここで膀胱腹膜下の疎な結合織を十分に足側へ落とし第二ステップへ移る。

2 第二ステップ

　膀胱の子宮頸部からの剝離である。クーパー剪刀で子宮頸部中央部の粗結合織を子宮頸部の白色滑沢部が出現するまで少しずつ切開・剝離する。頸部が出現したならクーパー剪刀の先端で子

宮頸部中央の表面を擦り下げるだけで膀胱は子宮頸部より剥離される(**図33**)。この操作は膀胱圧抵鉤で剥離してもよい。

　次いで左右の膀胱脚部(前層)は静脈叢があるので中央部から左右側方に向けて中央からゆっくり圧排すると尿管の膀胱移行部は簡単に剥離が可能で出血も起こらない(**図33、34**-①②)。この操作により尿管と膀胱移行部は子宮頸部からさらに離れ、尿管の損傷を防止することができる。尿管損傷回避のポイントを**表1**(60頁)に示す。以上の膀胱の剥離操作は電気メスの凝固操作で行ってもよい。

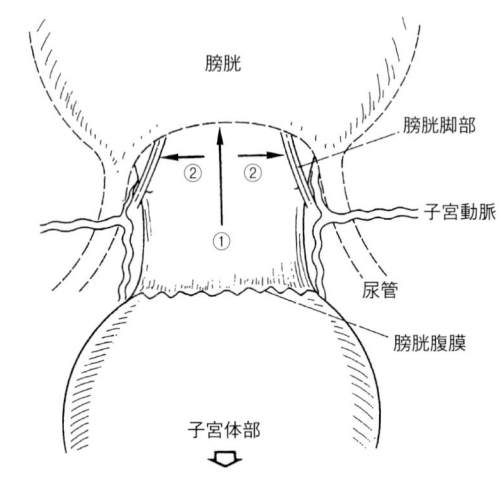

図33 ▪ 膀胱および膀胱脚部の剥離
第一に子宮頸部の中央部を十分に落とし、次いで尿管の膀胱移行部を左右に圧排する。

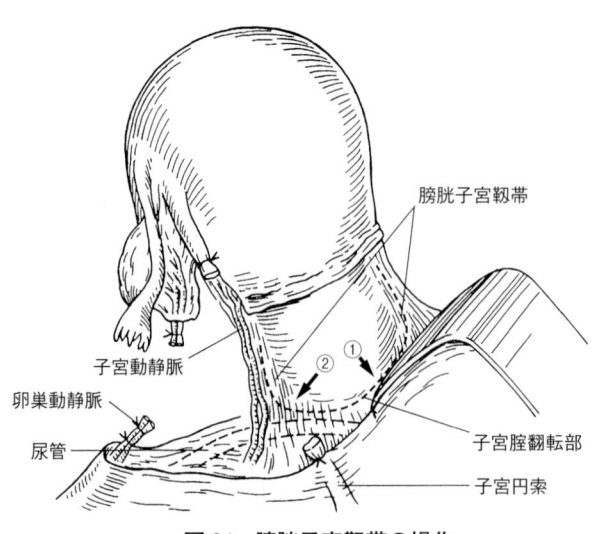

図34 ▪ 膀胱子宮靱帯の操作

V ダグラス窩と仙骨子宮靱帯の操作

　子宮の後方操作は、特に何も必要としないのも本術式の特徴の1つである。しかし、尿管が走行する後間膜後葉の処理は注意して操作をしなければならない。尿管損傷を避けるためには子宮を処理する反体側上方へ十分に挙上し、クーパー剪刀の先端を後間膜後葉に沿って結合織と子宮血管部を圧排しながら仙骨子宮靱帯の起始部までゆっくり剝離し(図35-①)、次いでクーパー剪刀凸面を仙骨方向へ圧排する(図35-②)、この操作により尿管は子宮動脈よりさらに下方へ落下する。また、膀胱側の処理を併せることにより尿管損傷をなくすことができる。しかし子宮内膜症で後葉の癒着が強いときは、尿管を上部で確認し下方向へ剝離・遊離しその後の操作を行えば安全である。

　仙骨子宮靱帯の処理は癒着が強く、子宮摘出の困難な場合のみ最小限に行い、必要以上の剝離は行わない方が出血も少なく余分な死腔をつくらない点でも優れている。

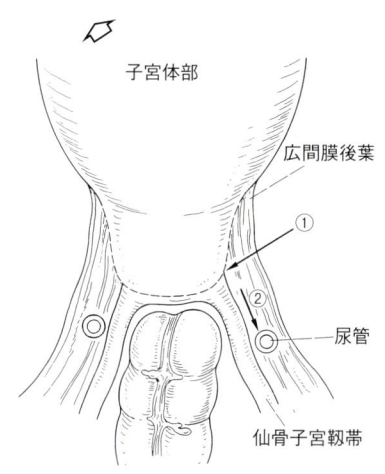

図35・子宮側方および後方の操作

VI 子宮動静脈と基靱帯の処理

　樋口式子宮全摘出術で最も重要な操作である集束1回結紮法を行う。これまでの操作で子宮前・後の処理が終了し、側方の処理が残されている。この部位には結合織、子宮動静脈、その下に基靱帯の一部と尿管があるが、子宮動静脈上の余分な結合織を切除する。本操作で重要なことは子宮を操作する反対側へ十分牽引し、膀胱を圧抵鉤にて足方へ圧排すると尿管は自然に下方へ落下し、視野を十分に取ることができる。子宮動静脈と基靱帯は集束1回結紮法で処理する(図36)。表2に子宮動静脈集束1回結紮法のコツを示す。

a：切断前　　　　b：挙上時　　　　c：子宮動脈、基靱帯
　　　　　　　　　　　　　　　　　　　　切断後挙上時

子宮動脈
基靱帯断端

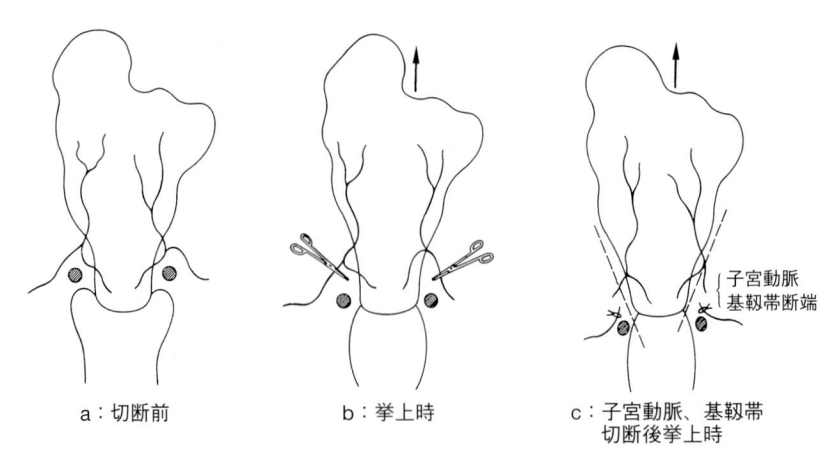

図36 ▪ 子宮動脈、基靱帯切断時における尿管の位置

表2 ▪ 子宮動静脈の集束1回結紮法のコツ

1. 子宮を反対側へ十分牽引
2. 傍結合織を内子宮口の高さより腟側下方へ切断、圧下子宮動静脈の血管部のみとする
3. 長コッヘル鉗子2本を用い子宮動静脈と基靱帯起始部を同時に挟鉗（内子宮口よりできるだけ下方で）
4. 挟鉗の程度は長コッヘル鉗子の先端が子宮に接する位置（深過ぎても浅過ぎても不可）
5. 糸針の穿刺部位は下方の長コッヘル鉗子先端部
   結紮は二重結紮とし、コッヘル鉗子を離した圧挫部で行う

　鑷子で血管部を被覆している疎な結合織を摘み上げ、クーパー剪刀にて内子宮口の高さで切断、腟側下方へ落とし子宮動静脈のみを露出する（この操作はガーゼで軽く子宮動静脈を手指の間に挟むようにして擦り下げても可能である）。このとき膀胱脚部が十分に腟側に落下していることを確認する。
　次いで集束結紮を行う。挟鉗部位は最も重要で腟切断時の妨げとならないよう、内子宮口からできるだけ下方の腟側で長コッヘル鉗子を用い、子宮動静脈と基靱帯起始部を同時に挟鉗する（図37）。挟鉗の位置は本術式のキーポイントなので以下に詳しく述べる。
　①挟鉗は2本の長コッヘル鉗子を用いできるだけ子宮壁に垂直になるよう挟鉗するが、骨盤が深く垂直にならない場合には弱彎コッヘル鉗子を使用するとよい（図37）。第一番目のコッヘル鉗子にて子宮動静脈の血管部を確実に挟鉗し、その先端は子宮頸部に接する程度に止める。第二番目のコッヘル鉗子は第一コッヘル鉗子を術者側に牽引し、その上に鑷子先端が子宮壁を軽く挟鉗する位置とする（図38）。

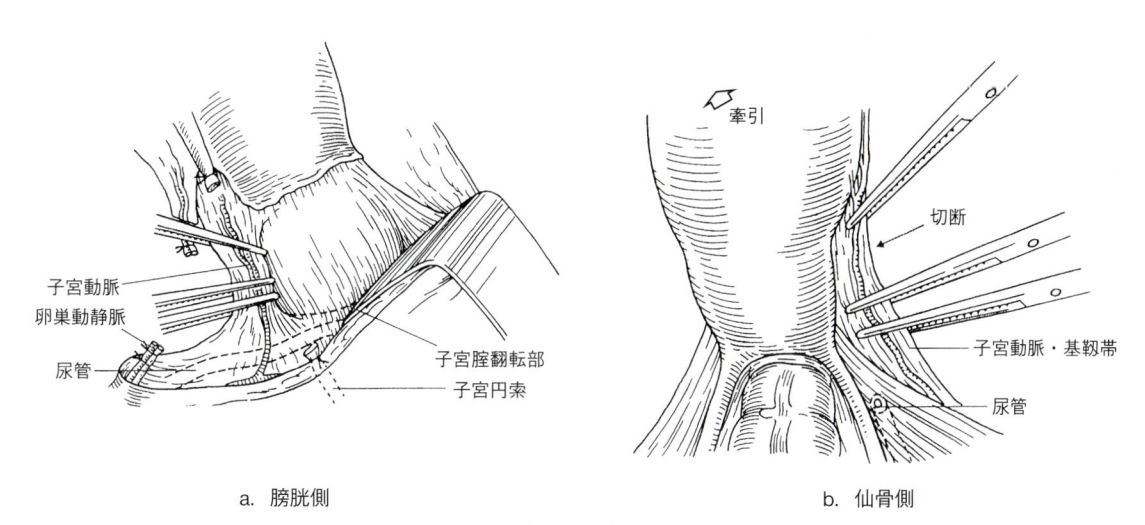

2　腹式子宮全摘出術（慈恵医大式子宮動脈集束結紮法）

a. 膀胱側　　　　　　　　　　　　　b. 仙骨側

図 37 ▪ 子宮動脈・基靱帯の挟鉗

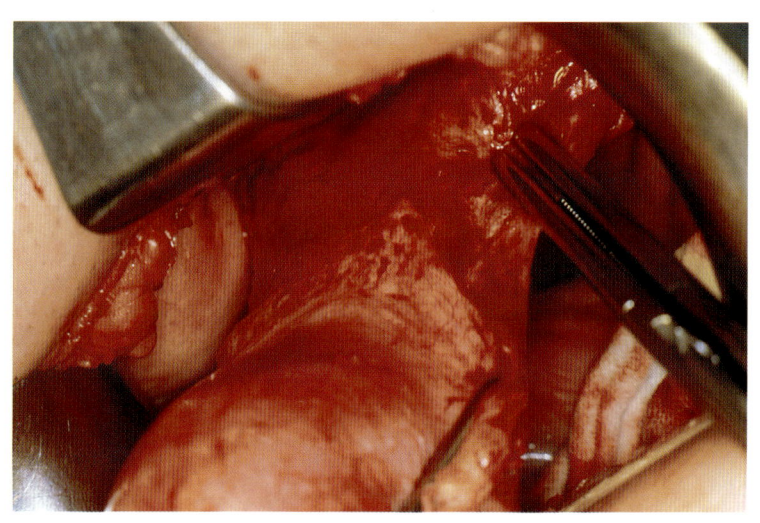

図 38 ▪ 子宮動脈の結紮
長コッヘル鉗子 2 本を用い内子宮口より下部に設置する。

②挟鉗された子宮動脈の2～3cm上部を短コッヘル鉗子で挟鉗し、その中央部を切断する(図39)。この操作で子宮動脈は子宮頸部より自然に下方へ移動する。子宮動脈の結紮の位置はその後の操作に不都合をきたすので注意を要する。すなわち深く子宮体部にかかると腟壁側方の切断を困難にし、また浅過ぎると基靱帯部からの出血の原因となる(図37)。

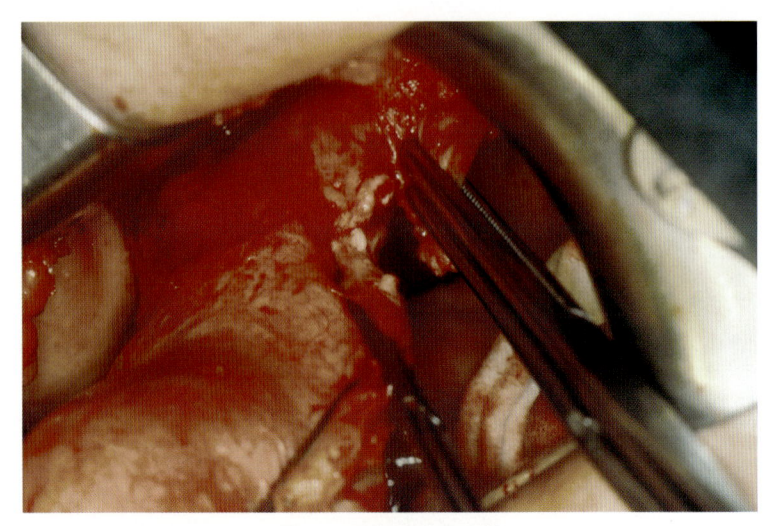

図39・子宮動脈の切断
子宮体部に置いたコッヘル鉗子の中央で子宮頸部まで十分に切る。

③さらに挟鉗を頭側の高い位置にすると尿管は安全でも腟壁の切断時に一度で処理できず、数回のさらなる結紮をして尿管を落下させることが必要となる。1回の操作で処理するには内子宮口より下方で結紮を行うのがよい。結紮針の穿刺部位は第一長コッヘル鉗子の先端部に置き、結紮するときは第一長コッヘル鉗子を外し、結紮糸を鉗子の圧挫部に掛けるようにすると滑脱はない(図40～42)。

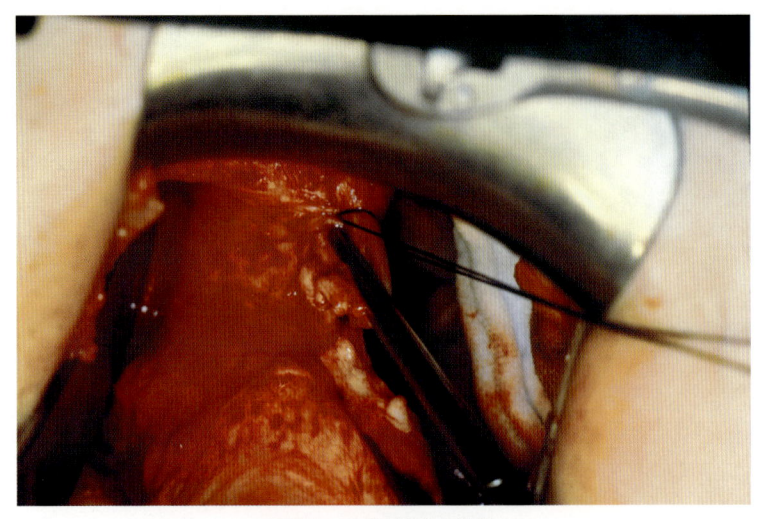

図40・子宮動脈の結紮
下の長コッヘル鉗子を除いた後の圧挫部に縫合糸を掛ける。

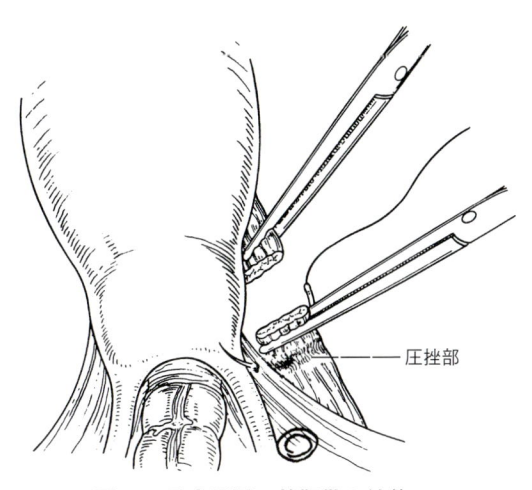

図 41 ▪ 子宮動脈・基靱帯の結紮

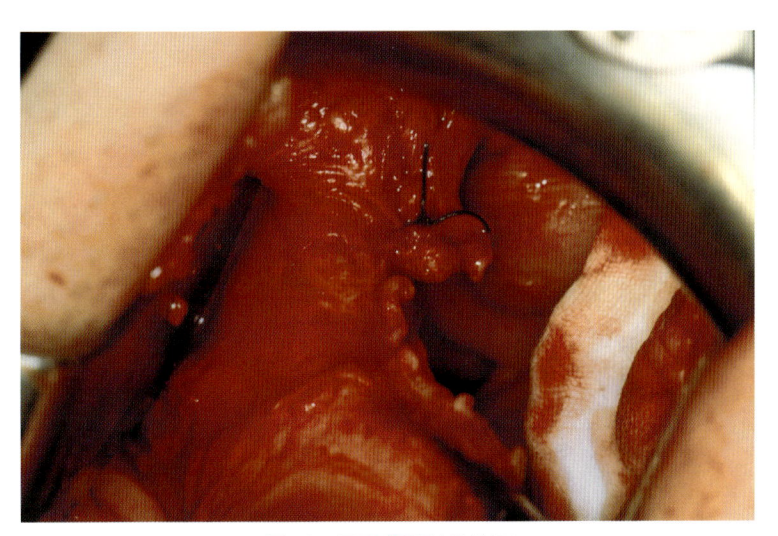

圧挫部

図 42 ▪ 子宮動脈結紮終了

【子宮動静脈結紮のコツ①】

　子宮動静脈は子宮頸部の 3 時、9 時の部位で疎な結合織に囲われているので、この結合織を鑷子でつまみ上げ、その無血管部を子宮頸部に向け切離し、つまんだ結合織を足方に圧下する。この操作を繰り返すと子宮動静脈が露出してくる。

④同様の操作を反対側にも行うと子宮は前後腟壁と仙骨子宮靱帯のみと連絡することとなる（図43、44）。

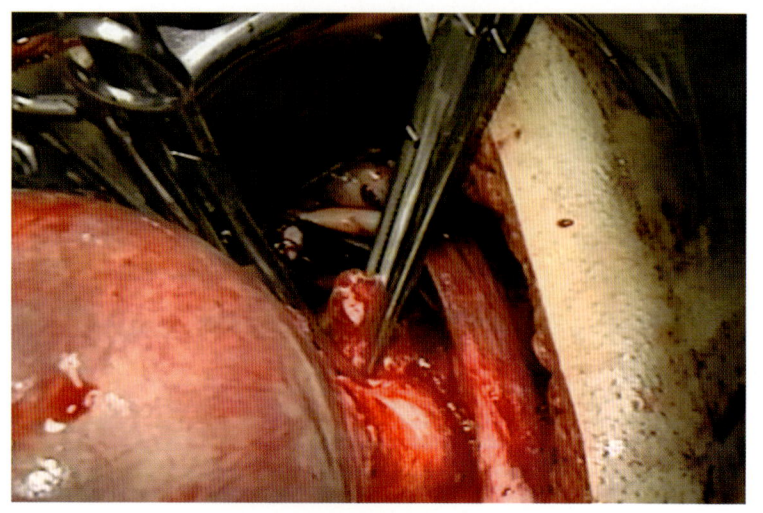

図43 ▪ 左側子宮動脈の挟鉗・切断

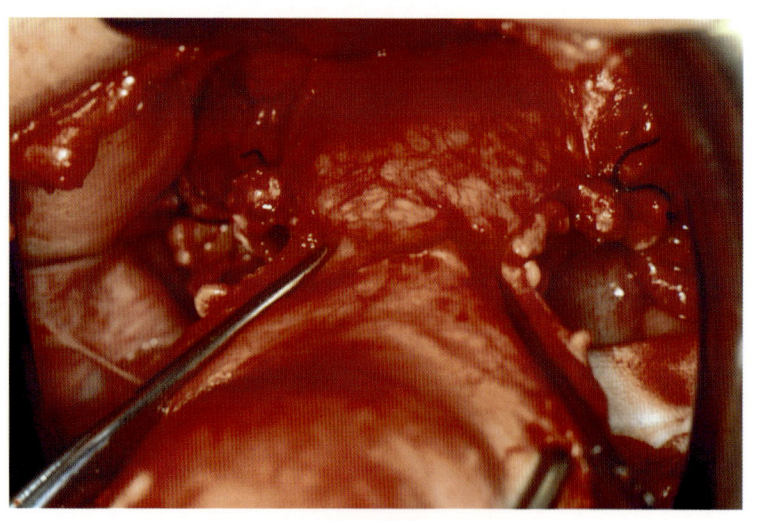

図44 ▪ 左右側子宮動脈の結紮終了

【子宮動静脈結紮のコツ②】
　図43の如く子宮動脈を子宮頸部まで十分に切断し、子宮動脈を挟鉗した2本を長コッヘル鉗子を同時に把持し、前後にねじると子宮血管部は子宮頸部より遊離し血管のみとなり結紮が確実となる。

VII 腟壁の切断

①子宮頸部中央で腟壁移行部を指先で確認する。指先に硬く触れる部位は子宮頸部であり、指先を足側へずらすと軟らかく感じるところが腟壁である。この感触を大切にするとよい。膀胱の剝離が不十分であれば、さらに膀胱を腟壁より下方へ剝離を追加し、少なくとも頸部から1cmほどの間隙をとる。

②子宮を十分に頭側に牽引し左示指で子宮頸部を圧下すると腟壁移行部が明瞭となる。この部位に尖刃を前腟円蓋に沿って腟腔内へ刺入させる(図45)。

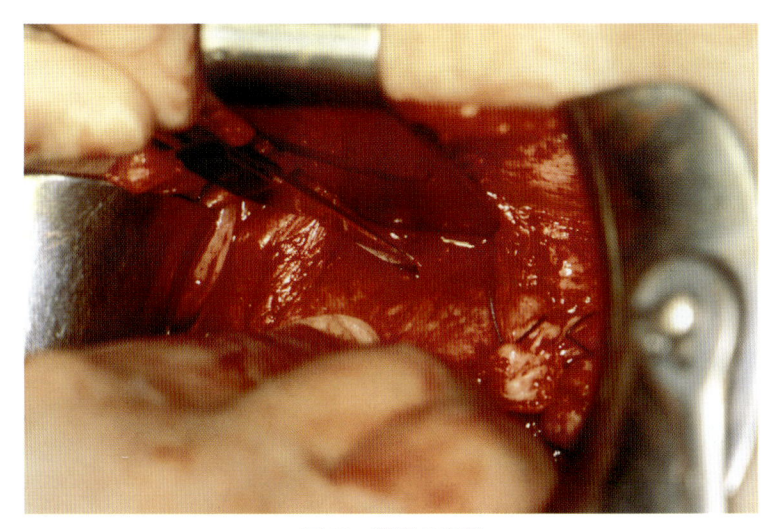

図45 ▪ 腟壁の切開
前腟円蓋部に沿って尖刃刀を刺入する。

③次いで開放された腟腔内へ長ペアン鉗子を進入させて左右に拡げ(図46)、この開放された

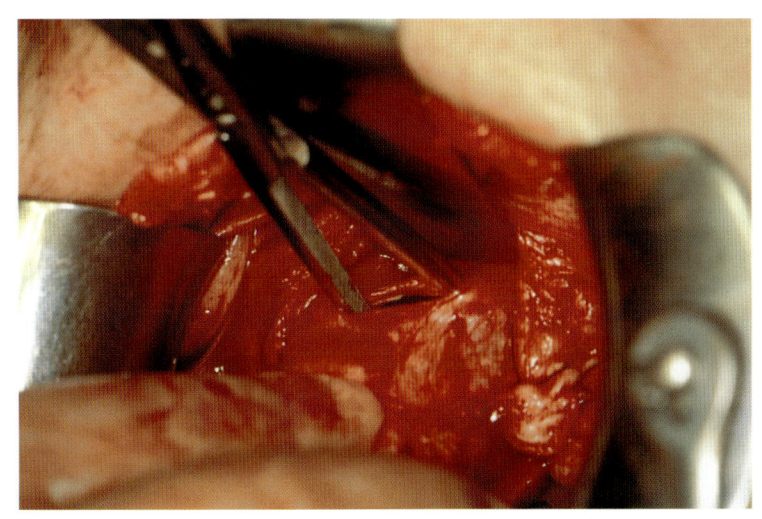

図46 ▪ 前腟壁切開創の開大
長ペアン鉗子を腟内に挿入し左右に拡張する。

腟腔の前壁と頸部腟壁を長コッヘル鉗子で把持する。ここで腟腔内を消毒し、クーパー剪刀にて前円蓋部に沿って左右の子宮動脈結紮断端部近くまで各々腟壁を切断する(図47〜49)。

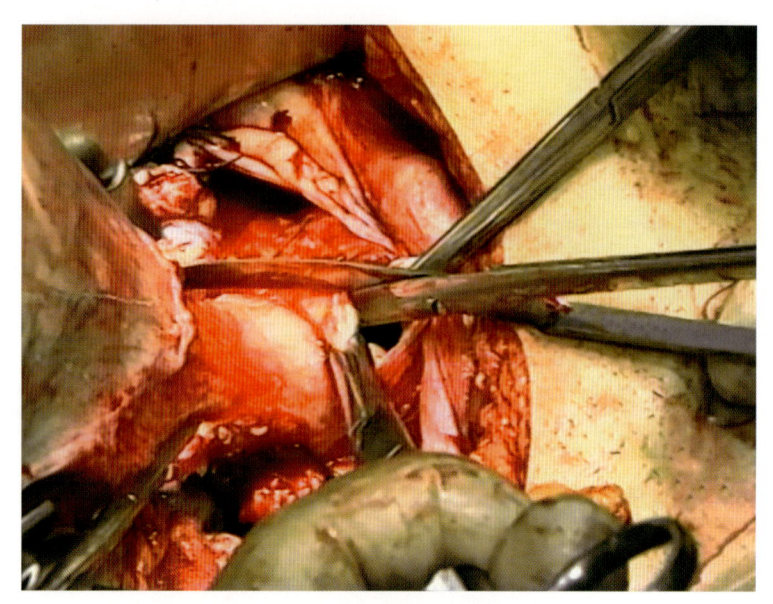

図47 ▪ 前腟壁の切断
子宮頸部円蓋に沿って切断すると出血が少ない。

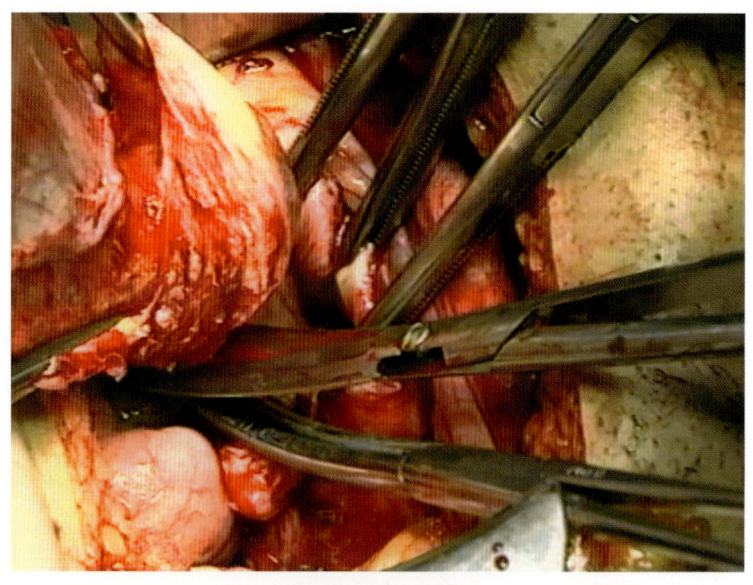

図48 ▪ 腟壁の切断

④最後に残された子宮動脈・基靱帯の側方部分を弱彎曲がりコッヘル鉗子で腟壁に沿い仙骨子宮靱帯まで挟鉗し（図49）、残された腟壁をすべて切断する（図48）。

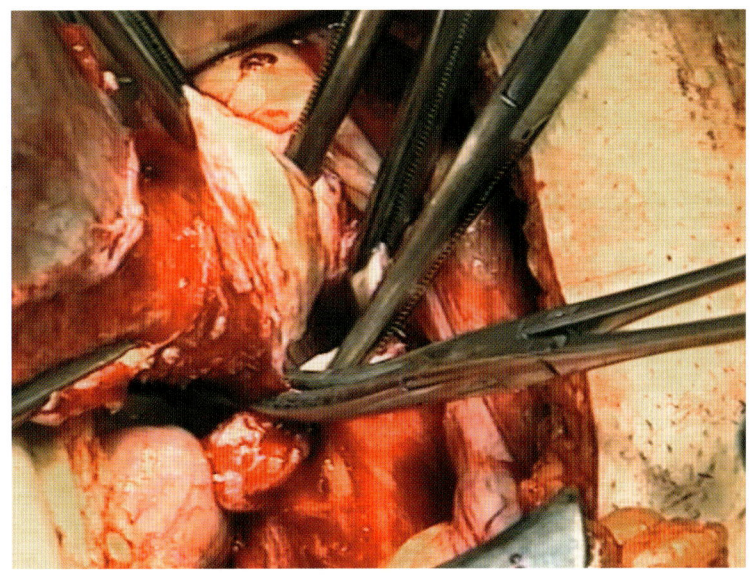

図49▪腟壁の切断
側腟壁から仙骨子宮靱帯まで弱彎曲がりコッヘル鉗子にて挟鉗し切断する。

⑤以上の操作で子宮は摘出され開放された腟腔が見えるので、長コッヘル鉗子6本で弱彎コッヘル鉗子を除去しながら腟壁を挟鉗する。腟壁の挟鉗部位は左右の前後腟傍結合織と前後腟壁中央部に設置する6本で、なお後壁は腹膜と腟壁を同時に挟鉗すると出血が少なくなる（図50）。

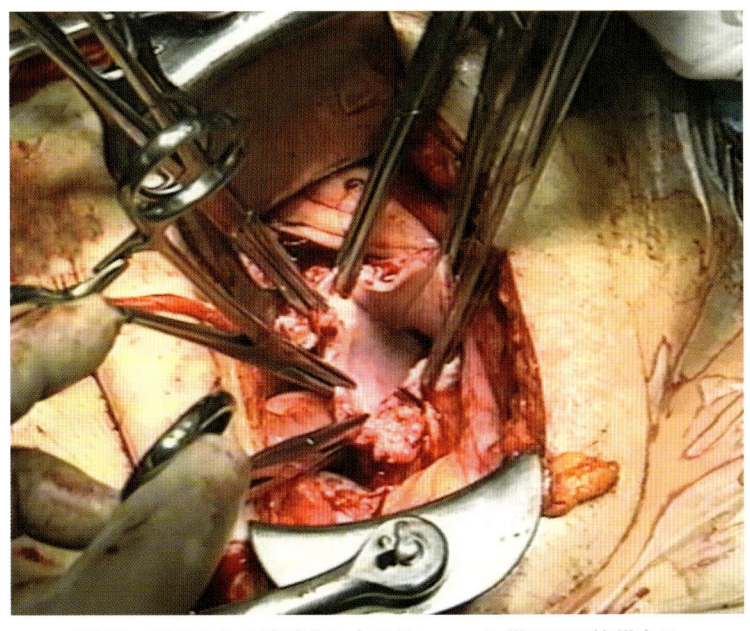

図50▪開放された腟壁を6本の長コッヘル鉗子にて挟鉗する

VIII 腟断端の縫合

　腟壁の縫合は吸収糸による連続縫合を行う(図51、52)。出血しやすい基靱帯部の初回結紮と最終結紮は出血しやすい部位なので緩まないように十分注意する(図51、52)。迅速な腟縫合は出血量の減少につながり、助手との共同作業を特に必要とする。特に助手は連続縫合の糸が緩まないように緊張させる。

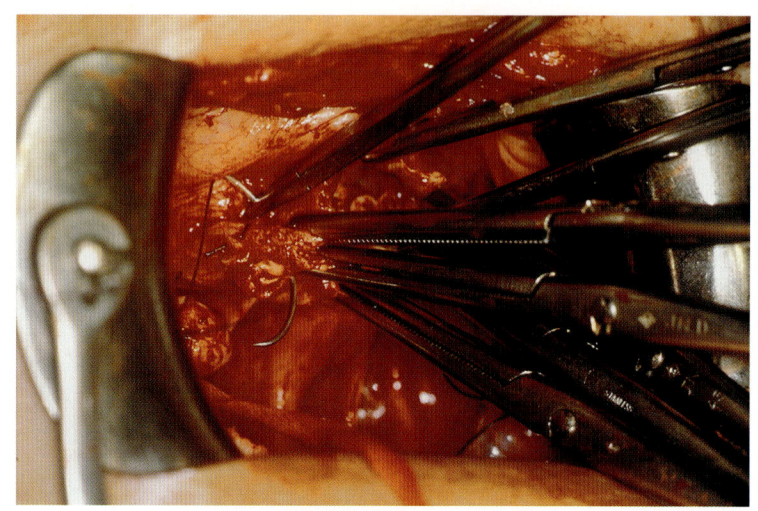

図51 ▪ 腟壁の連続縫合(第1針目)
左右の断端部の縫合は確実に縫合・結紮する。

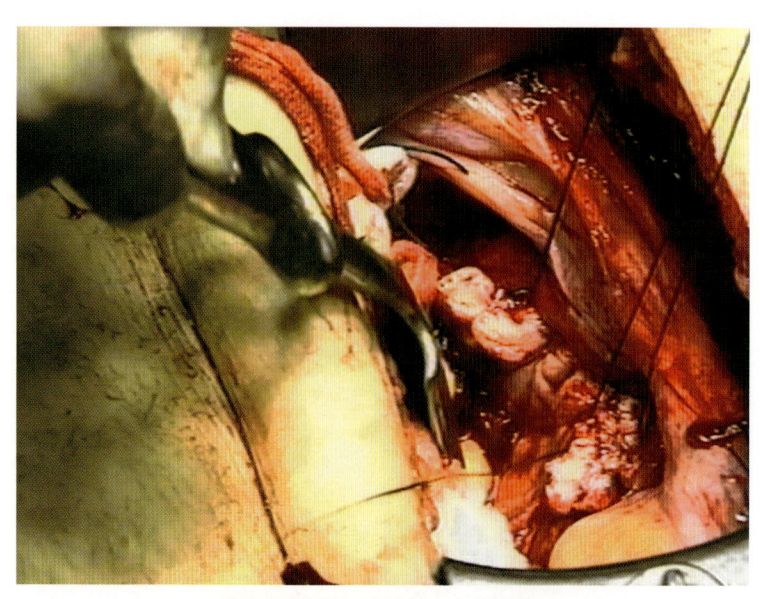

図52 ▪ 腟壁の連続縫合(最終回)
運針の幅や深さを均等に、また、ダグラス窩腹膜を確実に拾う。

Ⅸ　腹膜開放部の点検と閉腹

　腟壁の縫合が終了したならば、子宮摘出後の後腹膜腔の出血の有無を確認する。術後の癒着を防止する意味での腹膜縫合は慎重に行う（図53、54）。最近では腹腔内を精査・洗浄し出血がなけ

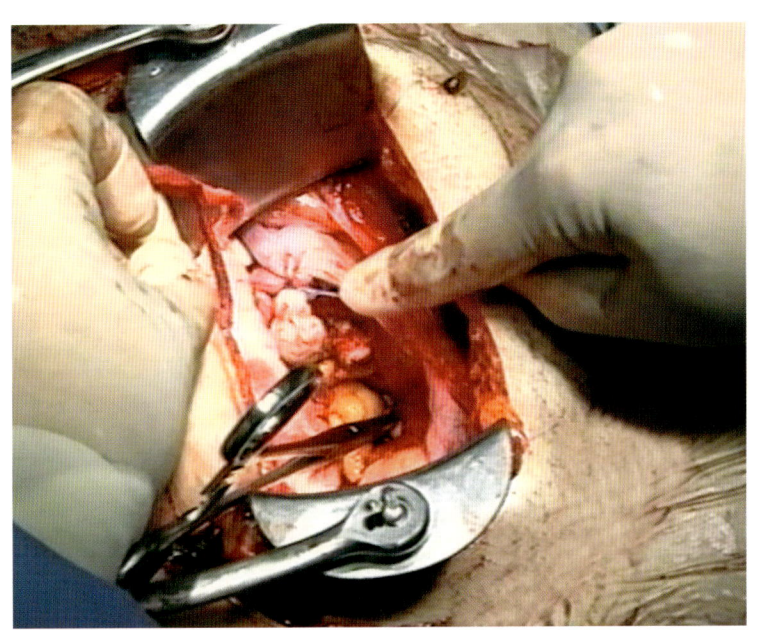

図 53 ▪ 後腹膜の閉鎖
左側より連続縫合にて行う。

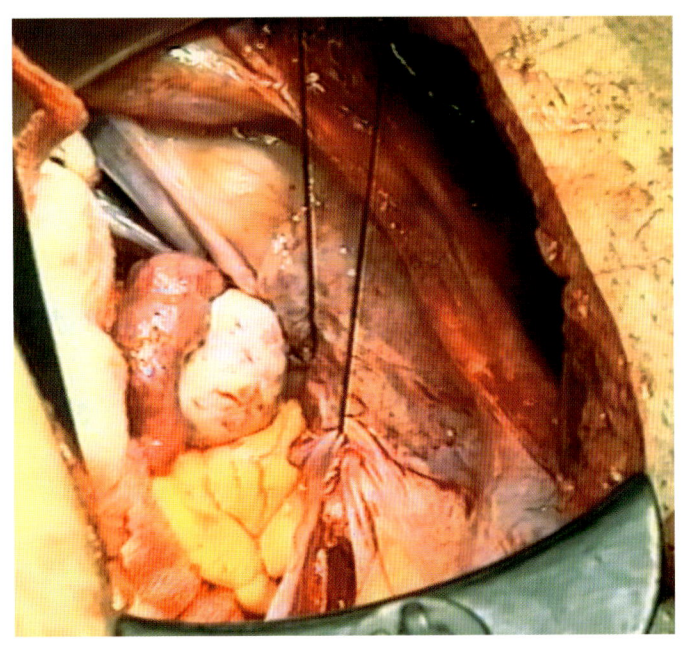

図 54 ▪ 後腹膜を連続縫合にて閉鎖

れば後腹膜腔にセプラフィルム®を置き、特に縫合閉鎖を行わない方法でも問題はない。閉腹前には再度腹腔内ガーゼ、器具の遺残がないことを確認し、大網、腸管を自然の位置に戻し閉腹する。

VOL.3 腟式子宮全摘出術（無結紮法、2回結紮法）

　腟式手術は産婦人科医にとって独特な手術であり、腟式手術の習得は欠くことのできない手術手技である。最初に述べたように、婦人科手術は「層の手術」であり、腟式手術にはそのすべてが集約されている。特に子宮脱の膀胱腟中隔の分離などはそのよき例であり、手術の際に実感して頂きたい。

　本書に紹介する腟式手術は、樋口式子宮全摘法のように安全にして簡単かつ迅速な術式で、子宮動脈と附属器の片側わずか2回の集束結紮で子宮を摘出する術式である。その要点は基靱帯の一部と仙骨子宮靱帯の無結紮切断により子宮の可動性を格段に良好とする点と、子宮動静脈の集束結紮法により簡便に子宮を摘出できる点に集約される。

　腟式手術は限定された視野で手術操作を行わなければならないため、初心者は狭い視野での基本操作を会得しなければならない。

　腟式手術の適応は、
①子宮筋腫
②子宮内膜症（軽度）
③子宮頸部上皮内病変
④子宮脱・下垂
などである。

　一方、腟式手術に適さない条件は、
①腟腔の広さをはるか超過する大きな筋腫
②子宮の可動性が制限された高度な癒着があるもの
③未産婦や老人で腟腔が狭いもの
④附属器に炎症があるもの
⑤膀胱、直腸に病変をもつもの
⑥子宮の悪性腫瘍
などを原則とする。

　子宮の大きさに対しては、①半核出法、②分割法、③子宮切半法や内視鏡手術、などを併用することにより、また腟の狭いものに対しては会陰切開や手指による拡張を併用することにより、ある程度は対応することが可能となる。なお体位は截石位が一般的である。

　以下に手術の要点を述べる。

I 子宮腟部の輪状切開

①金属カテーテルにて排尿させ膀胱を空にすると同時に、膀胱の下端を確認する意味で有用となる(図55)。膀胱下端の確認は初心者には欠かせない操作である。

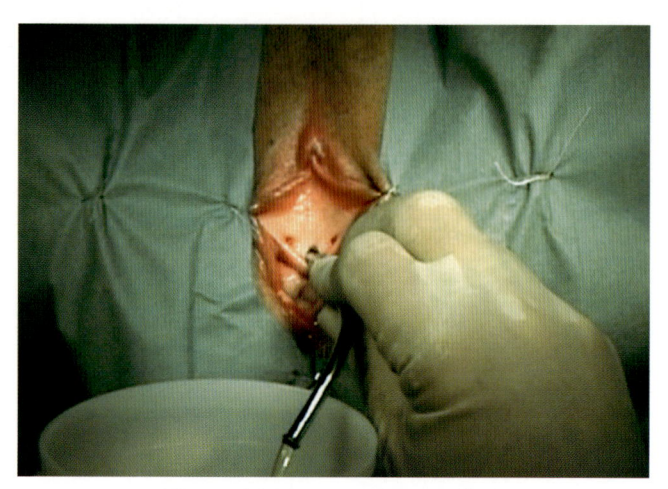

図55 ● 金属カテーテルによる導尿
初心者は膀胱の下端を確認する。

②ミュゾー(Museux)鉗子で子宮腟部の前後唇を同時に挟鉗し、子宮を手前に牽引し、20万倍希釈ボスミン®加生食を腟部全周の腟壁下に10 cc ほど注入する(図56)。本操作は出血量を少なくすることと、腟結合織と膀胱の剝離を容易にするために重要である。

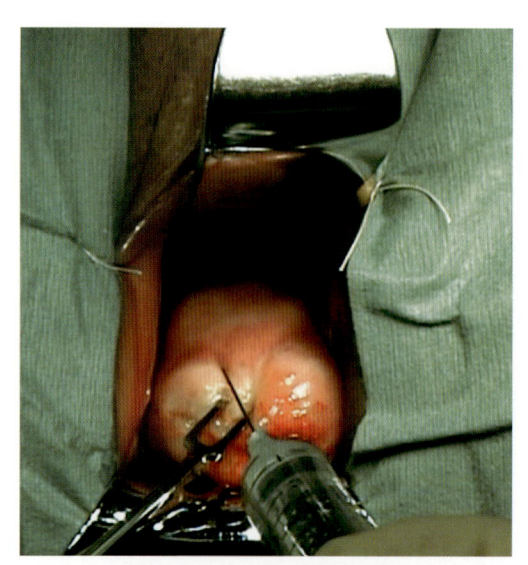

図56 ● ボスミン®生食液の注入
膀胱腟中隔部位に注入する。

③腟壁の輪状切開は全周にわたり一気に行うが、前壁、後壁と2回の操作に分けて行ってもよい。この際、子宮腟部口唇の形状は個人差があり、頸管裂傷などの症例では輪状切開の部位には気を配る必要がある(図57)。

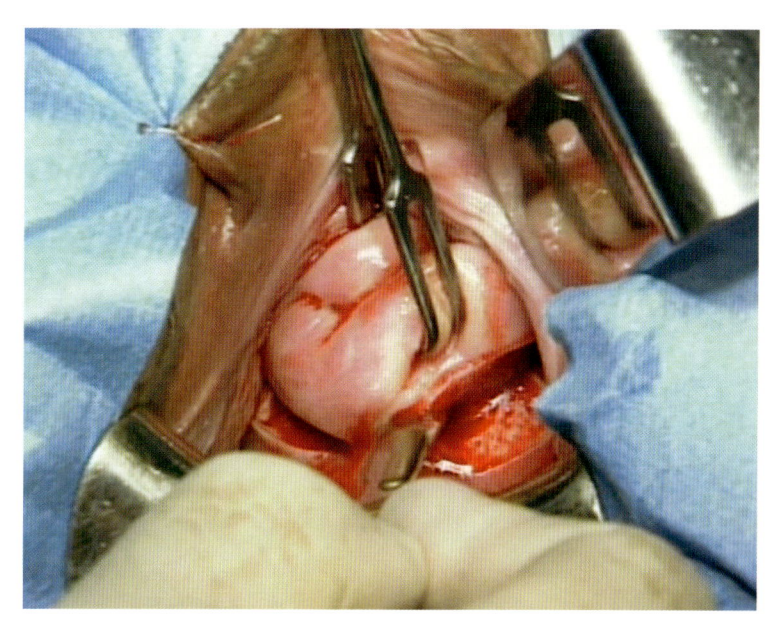

図57 ▪ 子宮腟部の輪状切開
輪状切開が不十分だと次の剝離操作がうまくいかなくなる。

④切開は通常外子宮口から2〜3 cmの位置に加えるが、腟部を前後に動かすと可動性のあるところに皺が生ずるのでその部を切開してもよい。腟壁切開の深さは腟壁の全層を切開し子宮頸部筋層に達するよう確実に行う。切開が不十分のときには縦に走る結合織を認めるので、その場合はクーパー剪刀などにて切開をさらに追加し頸部が完全に出現するまで行う(図58)。この操作は腟式手術の最も重要な部分であることを肝に銘記するべきであり、この剝離操作がうまくいけば腟式手術が80％ほど完成したようなものである。

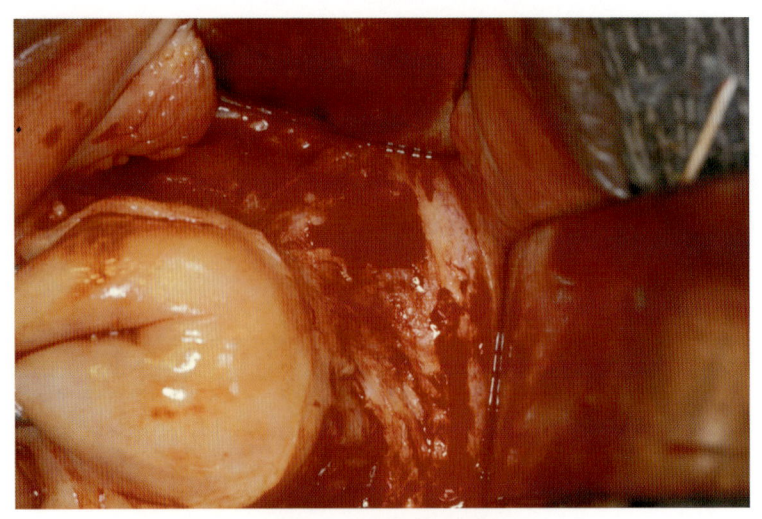

図 58 ▪ 子宮腟部輪状切開
十分に全周の腟壁を落とし不十分な部位はさらに切る。

II 膀胱の剝離

①クーパー剪刀で子宮頸部中央前面の結合織を頸部に向け切開しながら押し上げてゆく(図59)と膀胱の下端が剝離され、その部位に膀胱圧抵鉤を挿入し、ゆっくりと膀胱を頭側へ圧排すると子宮頸部の滑沢面が出現する(図60)。なお、この操作は示指で行ってもよい。

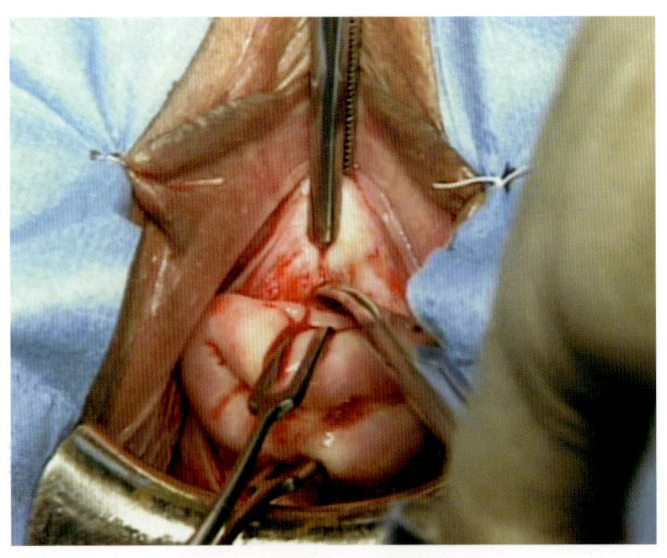

図 59 ▪ 子宮頸部より膀胱を剝離
子宮頸部に沿ってクーパーで押し上げる。

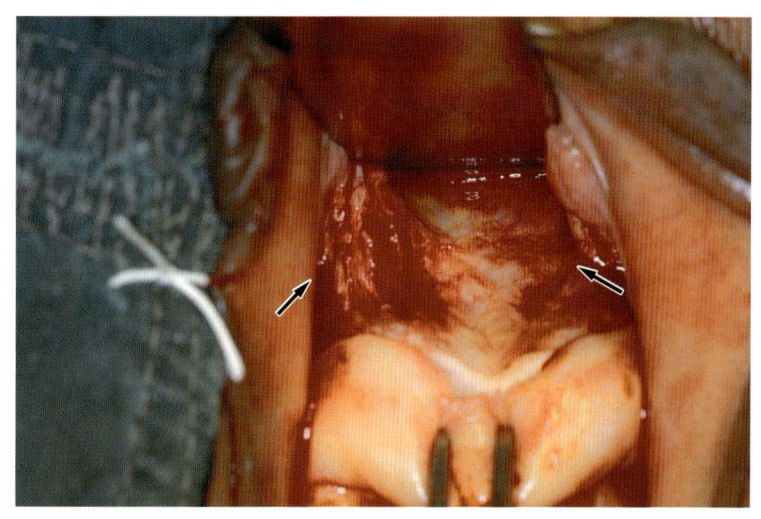

3 腟式子宮全摘出術（無結紮法、2回結紮法）

図 60 ▪ 膀胱の剥離
子宮頸部前面の滑沢部を直角鉤で上方（頭側）に圧排すると、膀胱は剥離され、白色の膀胱腹膜が出現する。左右に膀胱脚部が見える（↑）。

②さらに、膀胱圧抵鉤を腟壁と頸部の隙間に入れ、頸部前面を頭側に擦り上げると膀胱は容易に頸部より剥離される。左右に索状の膀胱脚が認められれば腟壁に近い部位にて無結紮に切離すると出血はなく尿管と膀胱は十分に挙上される。なおこの時点で白色の膀胱腹膜を子宮体部側に認めるが、開放せずに次の操作に移る。

III　ダグラス窩の開放

①子宮腟部のミューゾー鉗子を上方向に挙上し腟壁をダグラス窩腹膜が現れるまで剥離し圧下させ（図61）、腹膜が出現したならば多鉤鑷子にて腹膜の下端を摘み緊張させ、この部位の中央をクーパー剪刀にて一気に開放する（図62）。時に腹水の流出を認める。

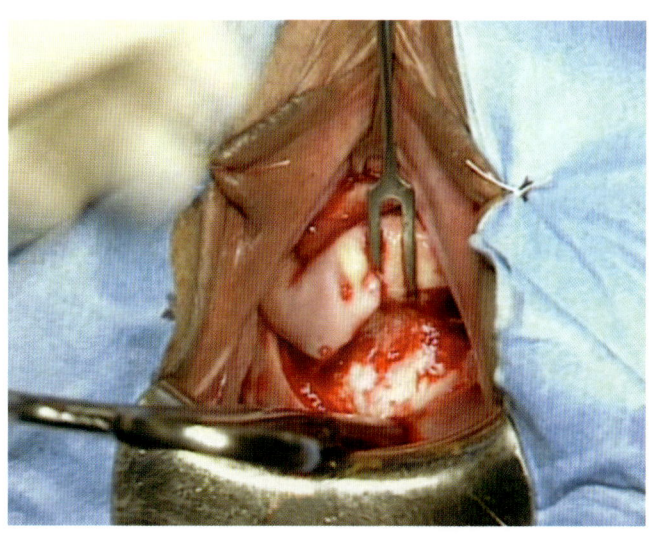

図 61 ▪ ダグラス窩腹膜の露出
後腟壁を十分に剥離すると白色の腹膜が見える。

81

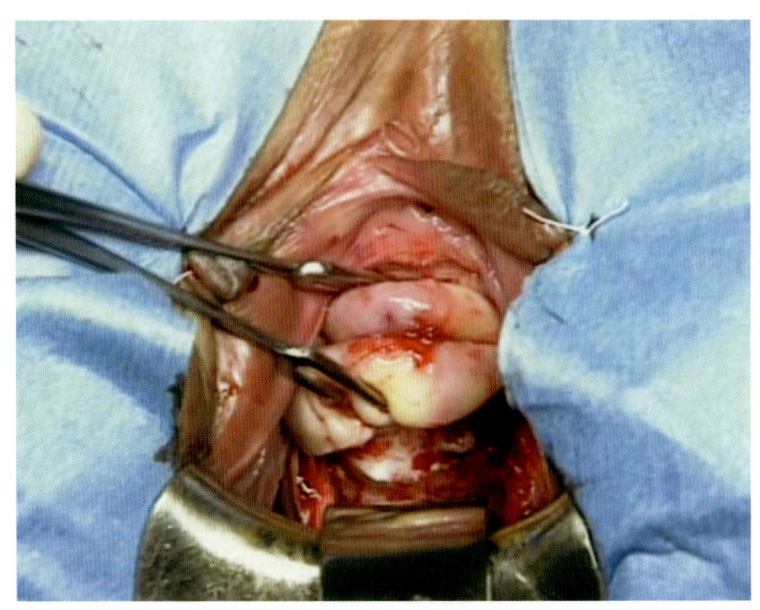

図62 • ダグラス窩腹膜の開放
腹腔内に圧抵鉤を挿入し、仙骨子宮靱帯を緊張させる。

②開放されたダグラス窩に圧抵鉤を腹腔内に挿入してダグラス腔をさらに拡大する。そして示指をダグラス腔に挿入し子宮後面の癒着の有無や、仙骨子宮靱帯の位置・厚さ・長さを確認する。癒着などによりダグラス窩腹膜が開放されないときは無理をせずに、膀胱腹膜の開放後に後ろ方向から指を挿入し開放するか、子宮腟部を縦切開してゆくと腹膜移行部が出現して容易に開放される。なお、ダグラス窩の剥離の際に脂肪組織が出現したならば直腸側へ接近した証拠であるので、それ以上下方への剥離を進めてはいけない。

IV 仙骨子宮靱帯および基靱帯の処理

　子宮頸部の仙骨子宮靱帯と基靱帯の起始部の一部を無結紮にて切断する（図63〜66）。
　この操作の前に輪状切開した左右の腟壁を観察し、頸部と腟壁が十分に剥離されていないときはクーパー剪刀にて残存腟壁を切離し、腟壁をさらに上方向に擦り上げると腟壁は頸部より離開する。無結紮切断の要点は、ミュゾー鉗子を処理する側の反対側に牽引し、クーパー剪刀の片刃を腹腔内に深く挿入し、緊張させた仙骨子宮靱帯と基靱帯の下1/2を子宮頸部に沿って、左側は3時（右側は9時）までを無結紮にて切断するところにある（図67）。ここで示指をダグラス窩に挿入し索状の靱帯部の残存を再確認するが残存する基靱帯部があれば追加切断を加える。
　この無結紮切断操作は子宮頸部に沿って切断すると通常は出血を見ることはなく、子宮はさらに下垂しその後の操作は容易となる。無結紮切断時のクーパー剪刀の挿入方向は非常に大切でクーパー剪刀の先端が垂直になるようにして、子宮頸部に沿って切断する（図65、66）。この操作は腹式全摘の腟壁切開の容量と同じで習熟を必要とする。この操作により子宮は下方へさらに牽引される。

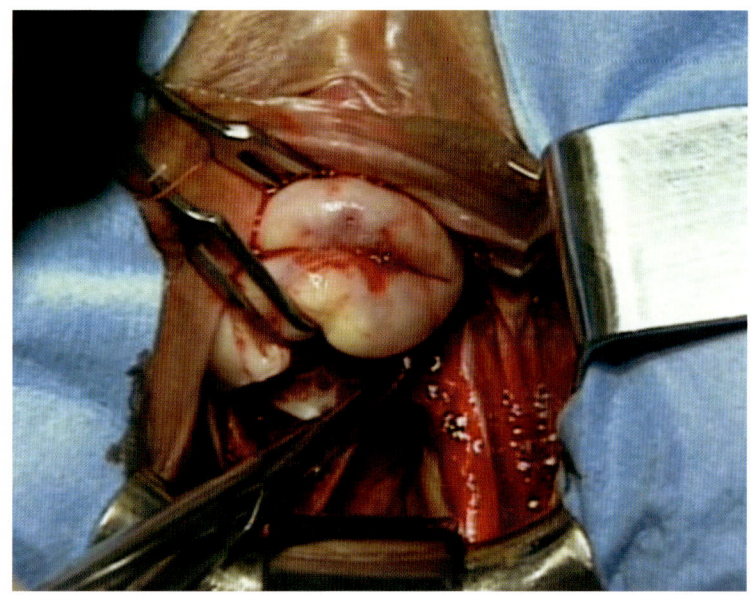

3 腟式子宮全摘出術（無結紮法、2回結紮法）

図 63 ▪ 仙骨子宮靱帯・基靱帯の一部を無結紮切断①
クーパー剪刀を子宮頸部に沿って進入させ仙骨子宮靱帯の起始部を3時まで無結紮にて切断する。

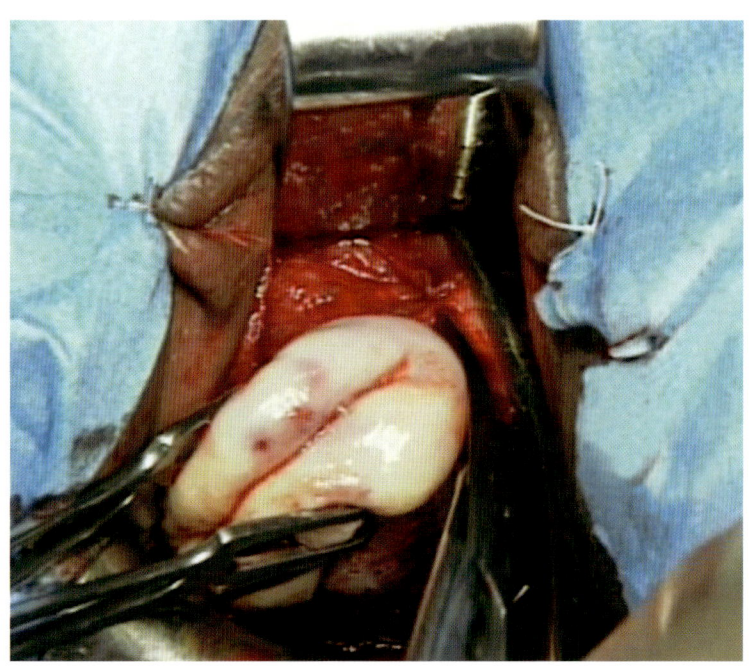

図 64 ▪ 仙骨子宮靱帯・基靱帯の一部を無結紮切断②
クーパー剪刀を子宮頸部に沿って上方へ切開を進める。

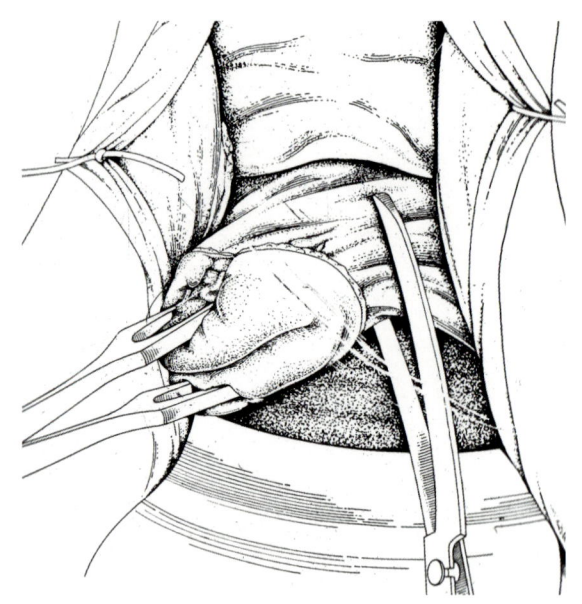

図 65 ▪ 仙骨子宮靱帯の無結紮切断（クーパー剪刀の向きは天井方向へ）

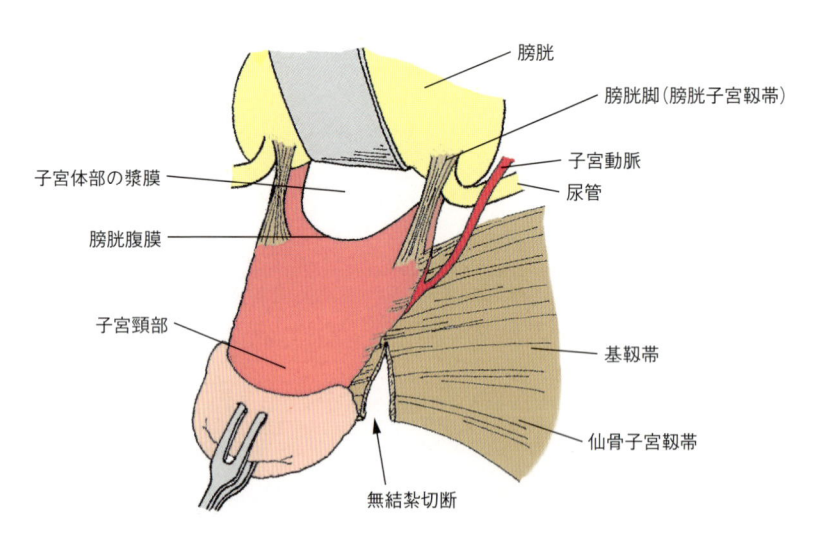

図 66 ▪ 無結紮切断の位置

V 子宮動脈と基靭帯の処理

　子宮動脈と基靭帯の一部を集束結紮する操作は本術式の最も重要な部分である。また尿管を損傷しないためには、膀胱脚の切断と膀胱を圧抵鉤にて恥骨側へ十分に挙上することにより尿管は子宮動脈より2cm以上離れるので安心して操作が可能となる。

　①膀胱を圧抵鉤にて挙上し子宮をミュゾー鉗子で手前に牽引し、開大したダグラス窩より弱彎コッヘル鉗子の先端を子宮頸部に沿って子宮動脈分岐部の疎な結合織部を下方向からすくい上げるように頸部前面の膀胱脚部に向け突き上げ貫通させると、子宮動脈と残存基靭帯部はこの中に包括される（図67、68）。

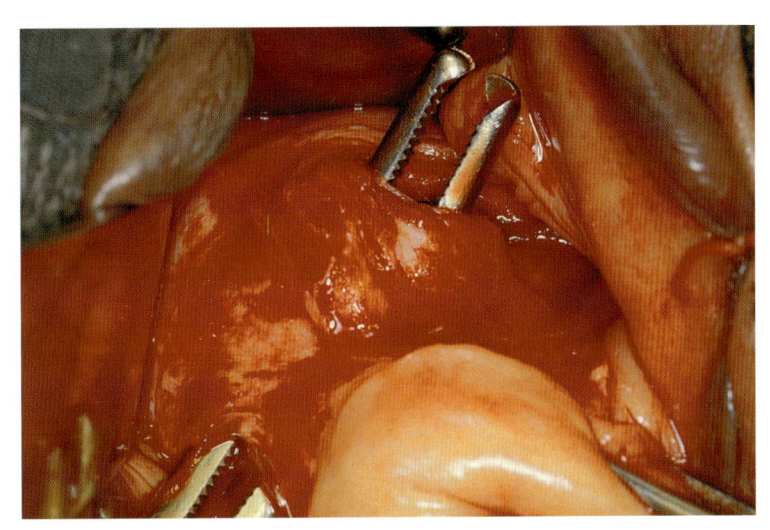

図67 ▪ 右子宮動脈の挟鉗
ダグラス窩の開放部から膀胱脚に向け、曲がり長コッヘル鉗子を貫入。
ここで余分な基靭帯・膀胱脚を切除すると血管部が露出する。

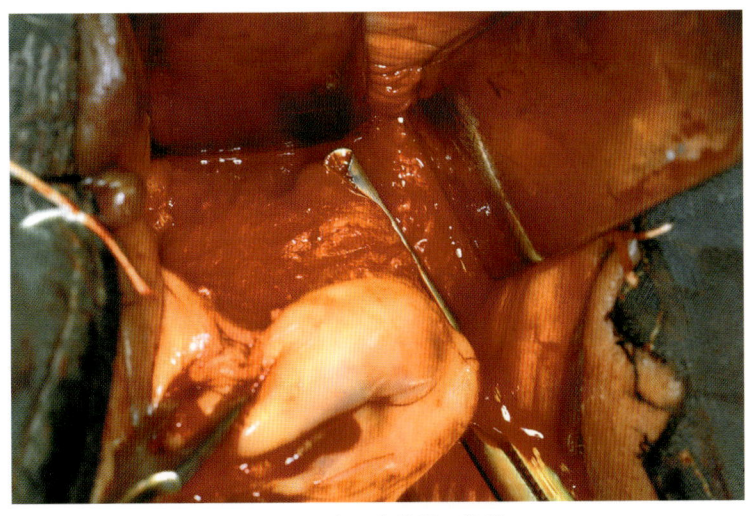

図68 ▪ 左子宮動脈の挟鉗
余分な基靭帯・膀胱脚部を切除すると血管部が露出する。

②ここで挿入した弱彎コッヘル鉗子を頸部に沿って開大すると、子宮動脈と基靱帯部は子宮頸部側より分離される。そしてこの開大されている隙間に沿って、もう1本の弱彎コッヘル鉗子の片葉を挿入して子宮動脈を挟鉗する（図67～69）。

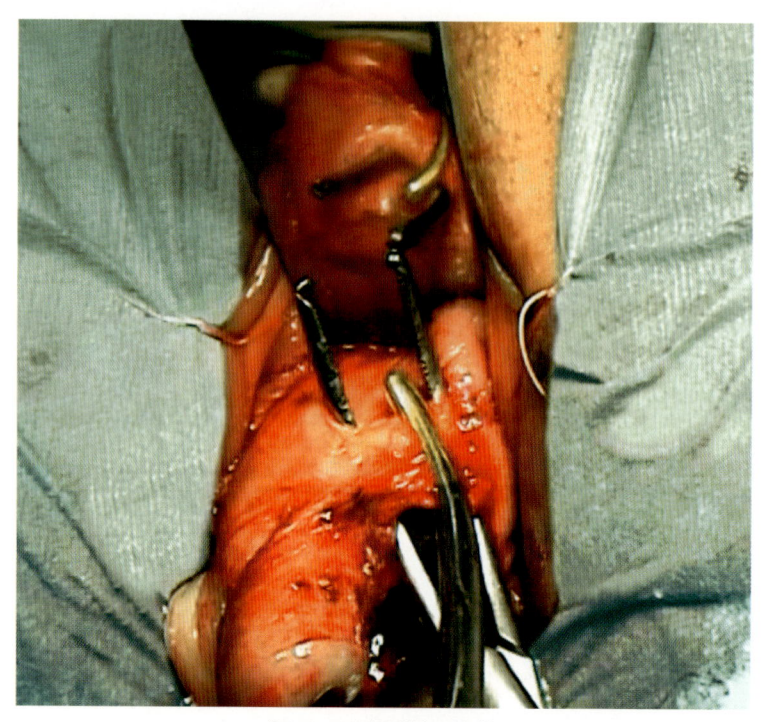

図69・子宮動脈の挟鉗
ダグラス窩より子宮頸部に沿って弱彎曲がりコッヘル鉗子で子宮動脈をすくい上げるように子宮頸部前面に貫通し、開大する。その遊離した血管部に鋸歯鉗子を挿入し挟鉗する。

【子宮動脈の挟鉗のコツ】

前方の膀胱を膀胱圧抵鉤にて十分に挙上、図67、68の如く、曲がり長コッヘル鉗子（弱彎鋸歯鉗子）を貫入させる。このとき残存した膀胱脚や基靱帯が含まれていることがあるので、この部分を切除し血管部を露出させるとよい。切断後は子宮本体を腹腔内へ圧し上げると子宮動脈部が子宮頸部より剝離し結紮操作が容易となる。

③次いで挟鉗部をクーパー剪刀にて切断すると子宮動脈本管の断端の存在を確認できる。ここで子宮頸部を把持したミュゾー鉗子を腹腔内に押し込むと、血管部は完全に頸部より遊離するので血管断端部を二重結紮する(図70)。

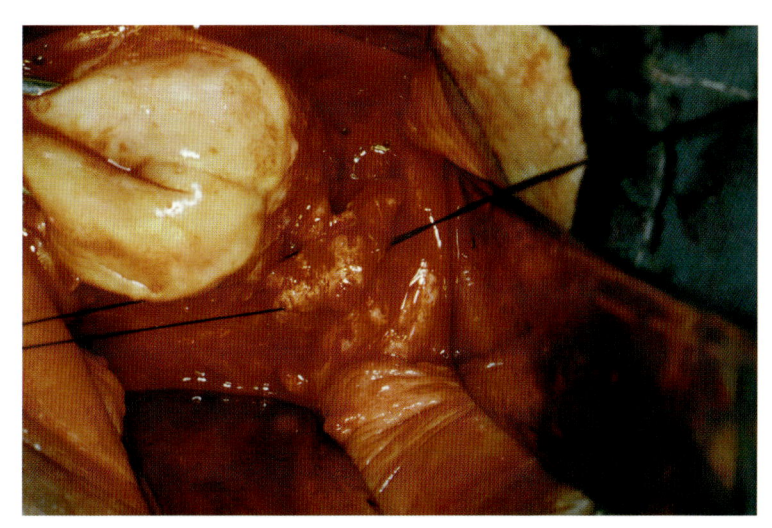

図70 ▪ 左子宮動脈の結紮
確実に縫合・結紮する。

④反対側にも同様な操作を行う(図71)と、頸部の支持を失った子宮はさらに手前に脱出するので、未開放だった膀胱腹膜は術者の眼前に露出してくる。なお子宮動脈上行枝からの逆流性の出血を認めた場合は適宜に結紮止血する。

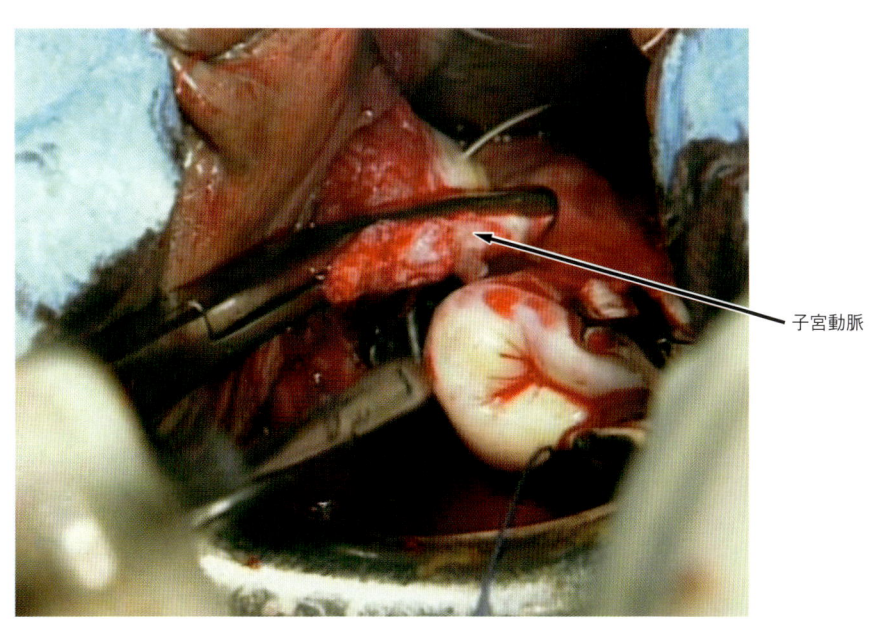

図71 ▪ 右子宮動脈の挟鉗・切断・縫合
子宮動脈の断端が確認できる。

VI 膀胱腹膜の開放と子宮体部の翻転

露出した膀胱腹膜の開放は極めて容易である。
①無鉤鑷子で膀胱子宮窩腹膜の中央を摘み、その部分を切開し腹腔内に入る（図72）。

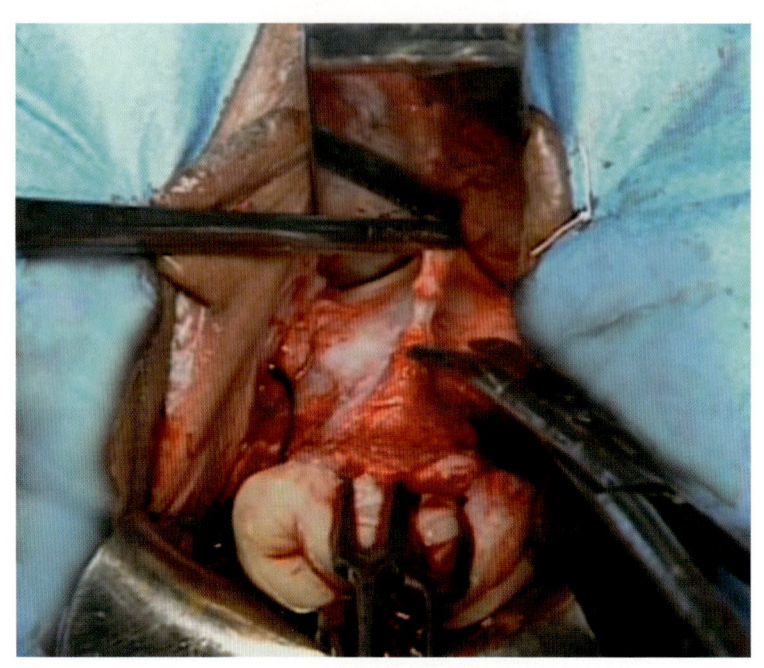

図72 ■ 膀胱腹膜の切開・開放
子宮動静脈の処理が終了すると膀胱腹膜は眼下に出現する。

②ここで腹腔内に膀胱圧抵鉤を挿入し、膀胱を挙上すると左右に広間膜の前葉が見えるので鑷子で緊張させ子宮体部に沿って見える範囲の前葉を円靱帯起始部へ向け切り上げる（図73）。

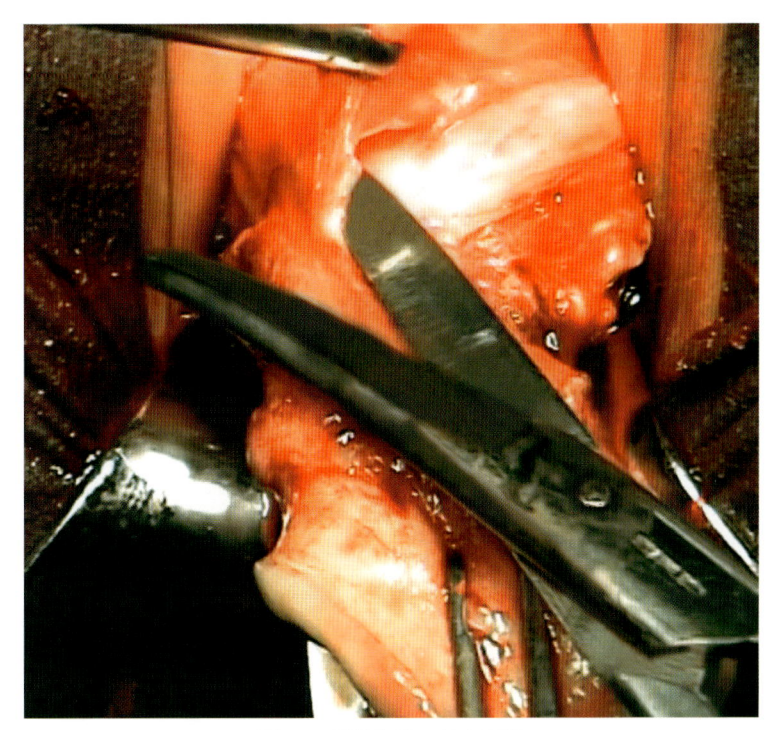

図73▪膀胱腹膜の追加切除
膀胱腹膜の左右広間膜を円靱帯起始部へ向け切り開く。

③以上の操作で、子宮は附属器と円靱帯のみで骨盤内につながっている状態となる。ここで膀胱圧抵鉤にて膀胱を挙上し視野を拡大し、その開放部にミュゾー鉗子で子宮の底部を挟鉗し、子宮底部を前方に牽引すると子宮が反転し腹腔外へ脱出させることができる(図74)。しかし、予想外に子宮が大きいときや癒着がある場合は、その部分の癒着を剝離し分割法や切半法を併用して有視的に対応し、その後に子宮を翻転させれば問題はない。

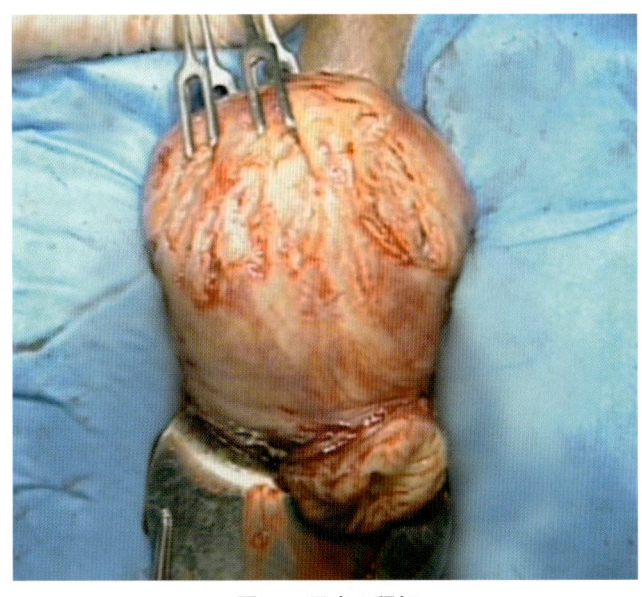

図74▪子宮の翻転
ミュゾー鉗子を子宮底部まで移動させ牽引すると、子宮は脱出する。

VII 附属器の処理

　附属器の処理は2番目の集束結紮であり、二重結紮にて確実に縫合結紮する。
　①附属器を挟鉗する前に、術者は左示指を翻転した子宮の右側後面に挿入し、右附属器の付着部を確認し、腸管などが下垂して損傷しないように挿入した示指頭に長弱彎コッヘル（または弱彎鋸歯鉗子）の片葉の先端を当てて誘導しつつ、附属器を一括挟鉗し（**図75、76**）子宮側を切断する。

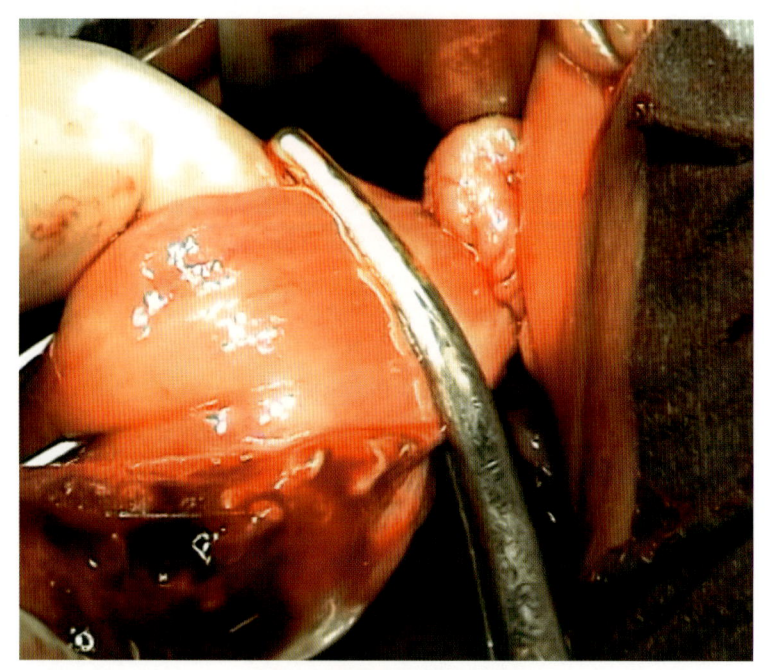

図75・附属器の挟鉗・切断
腹腔内へ示指を挿入し、癒着・腸管などのないことを確認し、弱彎鋸歯鉗子にて挟鉗する。

【附属器処理のコツ】
　附属器の長さは個人差があるので挟鉗のときには無理に牽引しないようにする。断端の縫合は小林式二重結紮（単結紮を第一に置き挟鉗部にZ字縫合を単結紮の奥に設置する方法）で不都合を感じたことはない。

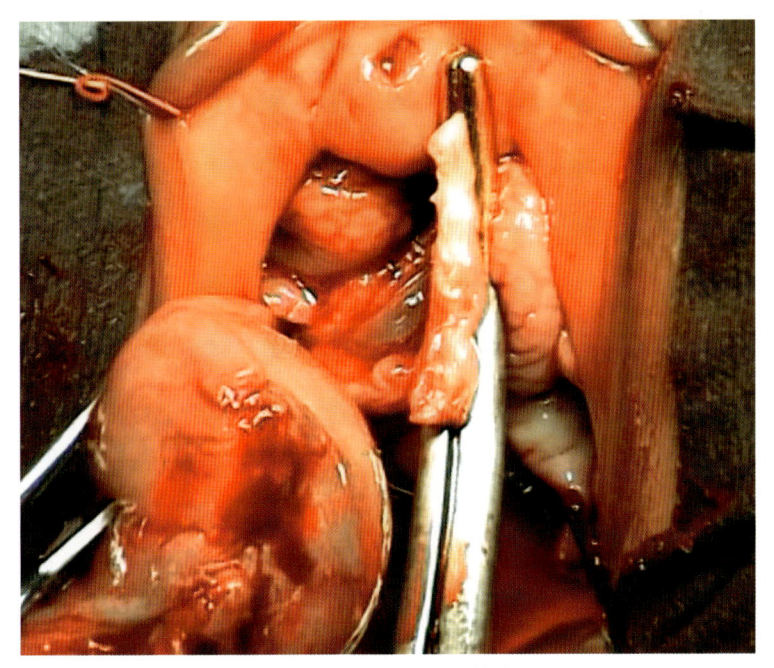

図76・左附属器の切断端

②次いで反対側にも同様の操作を行い、子宮の摘出を終了する(図77)。ここで両側の附属器断端部が確認できるので、同部の二重結紮を左右に行い、結紮した糸を腟外へ固定する(図78〜80)。

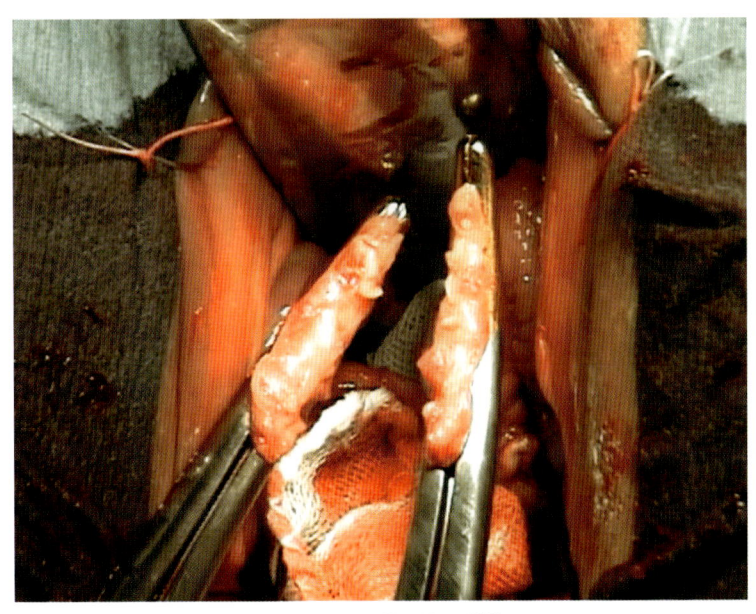

図77・左右の附属器切断終了

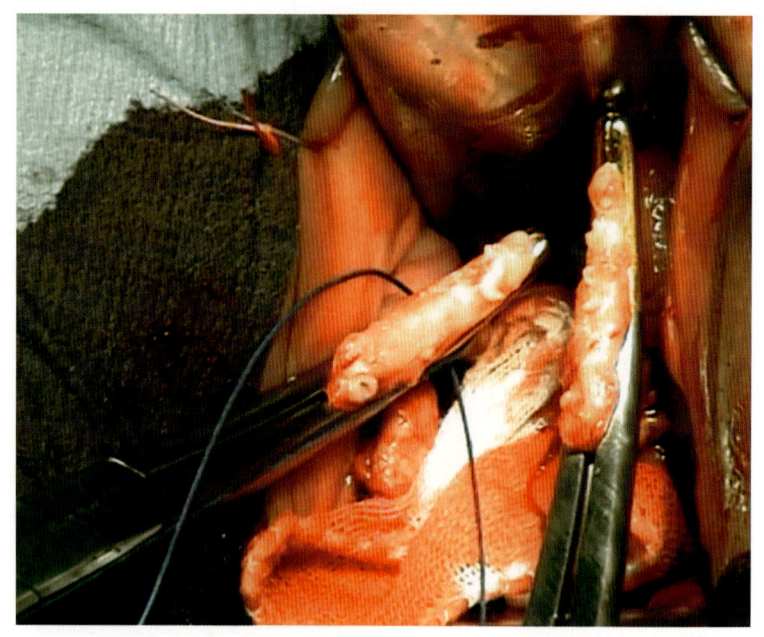

図 78 ▪ 附属器の切断端の二重結紮・縫合（小林式二重結紮の第 1 回縫合）

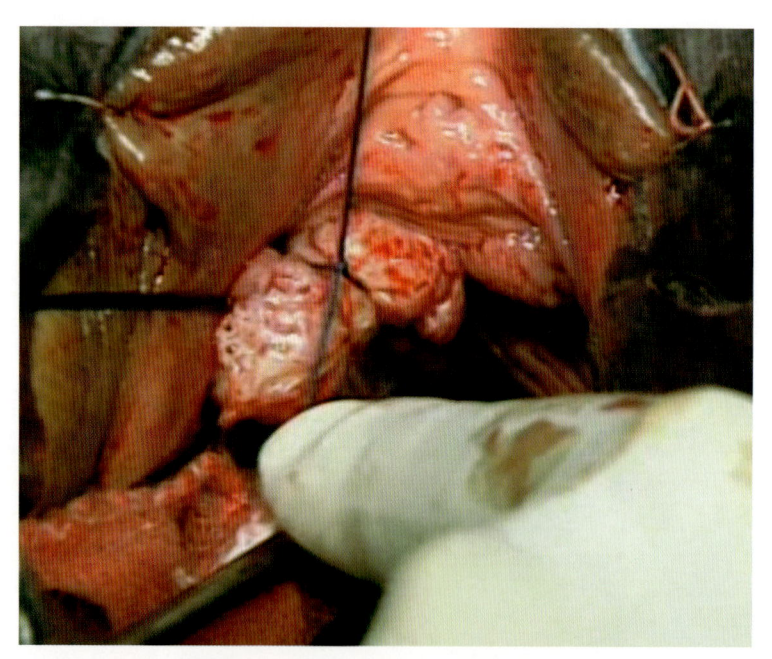

図 79 ▪ 附属器の二重結紮（小林式二重結紮の第 2 回縫合）
滑脱しなければどの結紮方法を用いてもよい（8 字法＋単結紮、小林式二重結紮など）。

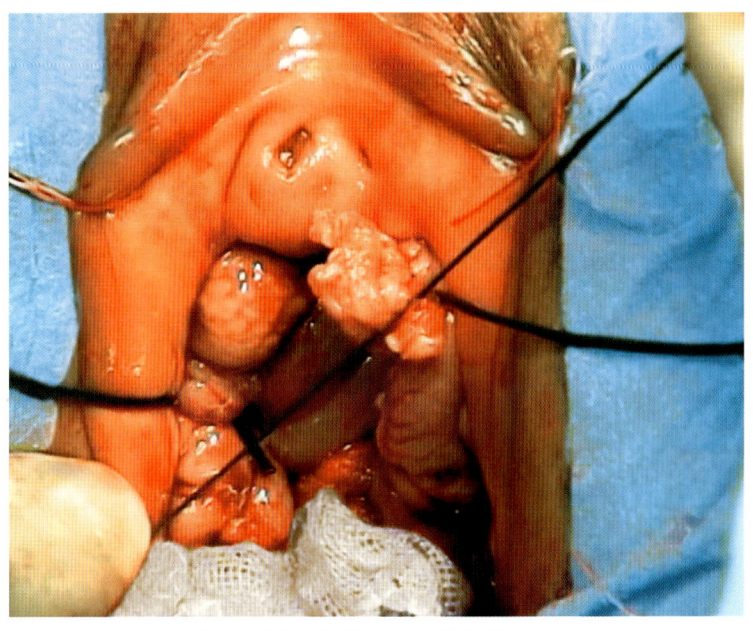

図80 ■ 左右附属器縫合糸の端を腟外へ固定
出血有無の確認および閉腹時縫合に利用する。

VIII　腹膜の閉鎖

　腹膜縫合で最も大切なことは、無結紮切断した仙骨子宮靱帯をしっかり縫合することにある。また腹膜を閉鎖する前に腹腔内をガーゼでよく清拭し、出血のないことを確認する。さらに結紮した附属器断端、そして子宮動脈からの出血のないことも再確認する。

　①腹膜縫合は右側から始める。まず仙骨子宮靱帯に糸を通し、次いで附属器、最後に膀胱腹膜の右端に糸を通しタバコ縫合を結紮して糸の断端を残しておく(**図81**)。

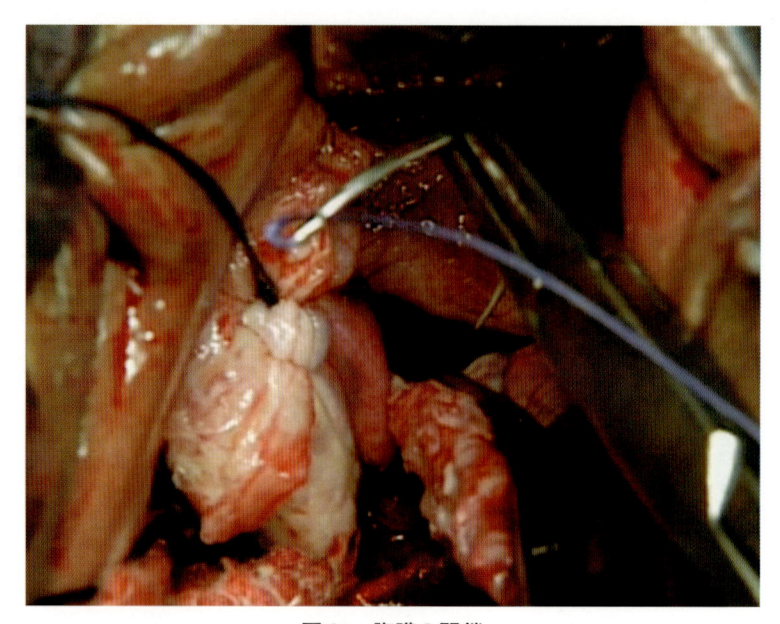

図 81 ▪ 腹膜の閉鎖
時計回りに縫合する。右側は仙骨子宮靱帯断端・附属器断端・膀胱腹膜の順に
縫合し結紮する。

　②今度は反対の左側を行う。すなわち膀胱腹膜左端、左附属器断端、最後に左仙骨子宮靱帯の順に糸を通し、タバコ縫合を結紮すると(**図 82、83**)、残るのは中央の膀胱腹膜とダグラス窩腹膜だけとなるのでその部位を連続縫合して右端に残してある縫合糸と結紮すると腹膜は閉鎖される(**図 84**)。

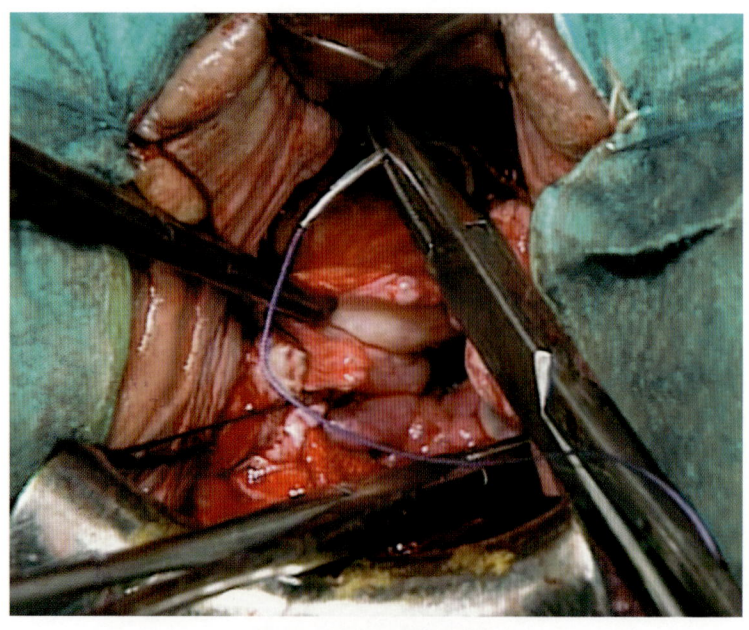

図 82 ▪ 左側の腹膜の閉鎖
膀胱腹膜・附属器断端・仙骨子宮靱帯断端の順に縫合する。

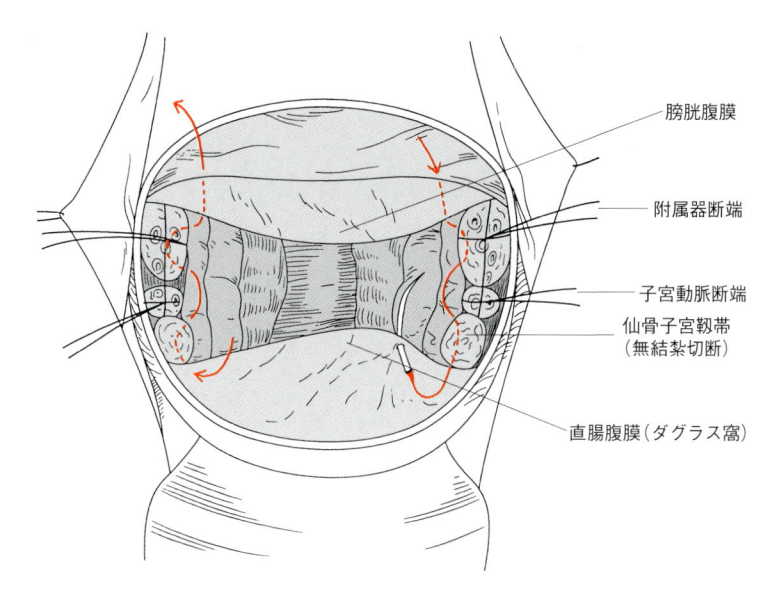

図 83 ▪ 腹膜の閉鎖
運針は時計回りとする。右側は仙骨子宮靱帯、附属器、膀胱腹腔の順に縫合し、特に仙骨子宮靱帯は十分に縫合する。

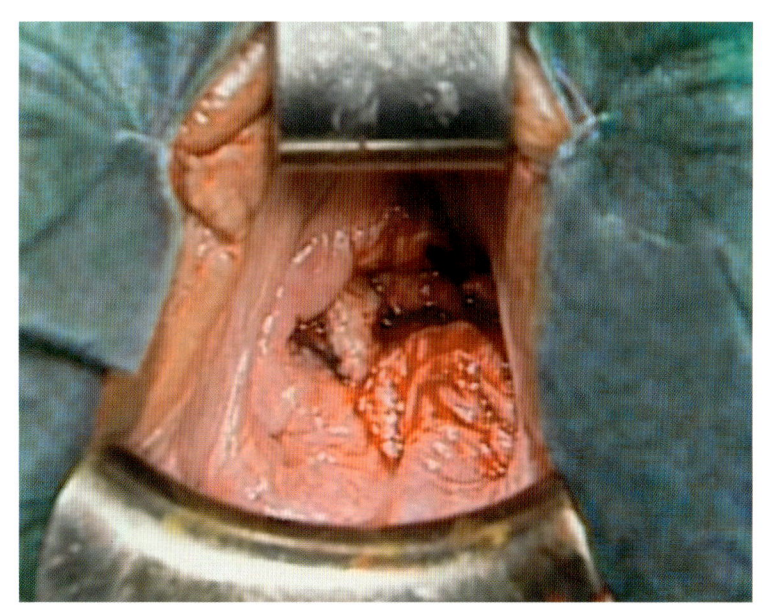

図 84 ▪ 腹膜の閉鎖
腹膜内に出血のないことを確認し、残りの中央部を縫合・閉鎖する。

③以上の操作で、術時に切断した断端部はすべて腹腔外へ固定されたことになる。ここで導尿し膀胱損傷や出血のないことを再点検し、左右の支持糸を切断する。

IX　腟壁の縫合閉鎖

　腟壁の縫合で重要なことは、基靱帯部の縫合と中央部の死腔をつくらないように縫合することである。すなわち、左右断端部の縫合・結紮は重要で、長直コッヘル鉗子で3時、9時の部位を深めに挟鉗しその内側にやや深めに単結節を行うことである。また、腟壁中央部は前・後の腟壁全層を浅く、広く拾い、結節縫合にて腟壁を閉鎖する（図85）。出血がない場合は、特にドレーンを挿入する必要はない。最後に腟腔内にガーゼを1〜2枚挿入し、バルーンカテーテルを挿入し手術終了とする。なお腟内のガーゼは翌日に抜去する。

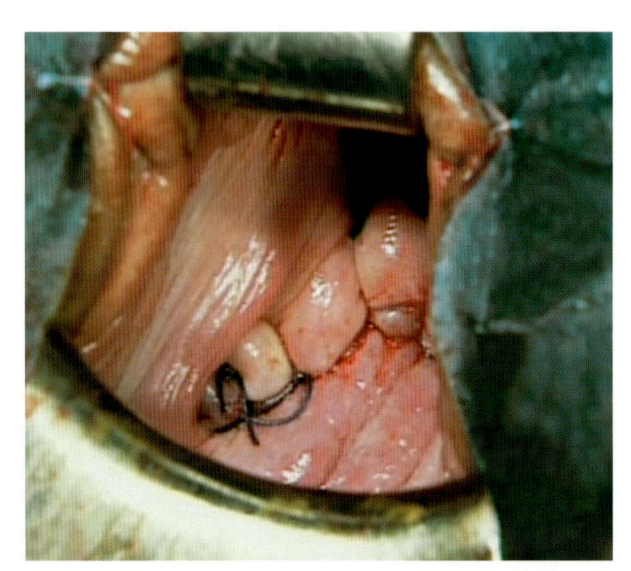

図85 ▪ 腟壁の閉鎖
結節縫合がよい。左右の両端は注意して深めに縫合する。

【腟式子宮全摘出術のコツ】
　第一には手術の適応をよく確認し十分な内診や子宮の牽引試験にて性状を理解し、手術術式をイメージすることである。手術は型通りの術式で進まないことも多く、膀胱腹膜やダグラス窩の開放ができない場合の対応の仕方、子宮が大きく翻転ができない場合や、子宮動脈か滑脱した場合の出血への対応、さらには腟式から腹式への術式の変更など、術者は対応を決めておく必要もある。

VOL. 4 子宮脱根治手術

　高齢化社会において、子宮脱、排尿・排便障害などの骨盤底臓器の機能障害を訴える患者が増加している。性器脱は画一的な疾患でなく、それぞれの支持装置の障害される骨盤内臓器の異常はさまざまで、解剖学的な異常部位に基づいた特異的な修復術を選択すべきである。子宮脱の最もよい手術法はいまだ議論も多く、一致していないのが現状である。これは子宮脱が、その程度や様式を異にし、術者が各自で種々の術式を組み合わせて行っているためでもある。術式の選択は発生原因、年齢、脱出の程度、膀胱・直腸脱の有無、性交能力、挙児の希望、自覚症状などによりそれぞれ異なってくる。子宮脱に対する手術には腟式、腹式、腹腔鏡などのアプローチがあり、それぞれ利点・欠点がある。一般的には子宮全摘出術＋前・後腟形成術を行う腟式手術が現在でも広く行われており、子宮脱手術の基本である。腹式の固定術や安易な腟形成術は再発率も高く用いられることは少ない。

　骨盤底臓器の支持機構をDelancyは3つに分類し解析した(**図86**)。

　レベルⅠ(懸垂)：子宮頸部、腟円蓋の支持で、仙骨子宮靱帯、基靱帯系により仙骨方向に牽引支持する。上部傍腟結合織の弛緩。

　レベルⅡ(接着)：腟管上部2/3を支持する。前腟壁は恥骨頸部筋膜、後壁は直腸腟筋膜が腟壁を支持し、それらの筋膜は下部傍腟結合織を形成し骨盤筋膜腱弓(Arcus tendineus fascia pelvis)に付着する。

　レベルⅢ(癒合)：腟管下部1/3の支持で、肛門挙筋筋膜、尿道、会陰体に直接癒合して強度を保つ。これら各レベルの支持機構に破綻をきたすと、さまざまな性器脱が出現する。

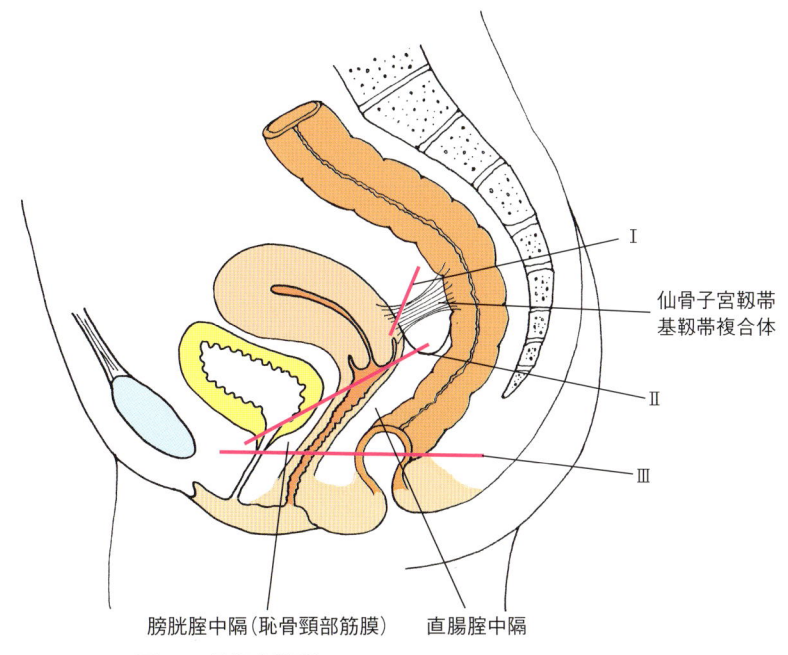

図86・骨盤内臓器のDelancyレベル
Ⅰ：懸垂、Ⅱ：接着、Ⅲ：癒合

McCall 改良法はレベル I の仙骨子宮靱帯の中央縫合・後腟円蓋固定術で小腸瘤を合併した場合に併用すると腟断端の挙上効果がよい。利点として解剖学的位置に近い、ヘルニア囊、ダグラス窩が閉鎖できる、直腸側腔の展開がいらない、などがある。一方、問題点としては仙骨子宮靱帯の脆弱例では使用できないことや、尿道損傷の危険性などがある。

　子宮脱では一般的に腟式子宮全摘と前腟壁形成術と後腟壁・会陰形成術、さらに直腸脱の強いものには必要に応じて McCall 法（ダグラス窩が閉鎖時に仙骨子宮靱帯に針糸を腟断端に近い位置に左右に通して中央で合わせる）を併用している。

I　前腟壁形成術

　ここで行う操作のポイントは、膀胱の剥離と、膀胱腟中隔（恥骨頸部筋膜）の正確にして十分な剥離である。子宮脱では膀胱の下端が思ったより下方にあることがあり、S 字金属カテーテルで膀胱の下端を確認する。

1　前腟壁切開

　①子宮腟部をミュゾー双鉤鉗子にて挟鉗し、20 万倍希釈ボスミン®加生食を頸部に十分注入し子宮頸部の輪状切開を行う。輪状切開の位置は子宮全摘と同じかやや高めに行うと次の操作が容易となる。切開された前腟壁の上縁には腟壁と膀胱腟中隔が一層となって出現するので、この前腟壁全層をコッヘル鉗子 2 本で挟み上方向へ挙上し、子宮頸部と前腟壁の結合織をクーパー剪刀で一部切開し腟中隔を確認する。ここでクーパー剪刀の先端の凹面を上に向け、前腟壁の腟中隔と膀胱間の疎な結合織の剥離を少しずつ進めながら挿入し、膀胱に注意しつつ腟壁を縦切開する（図 87）。前腟壁の縦切開を尿道口下 2 cm ほどまで行う。縦切開の長さは膀胱脱の程度により決

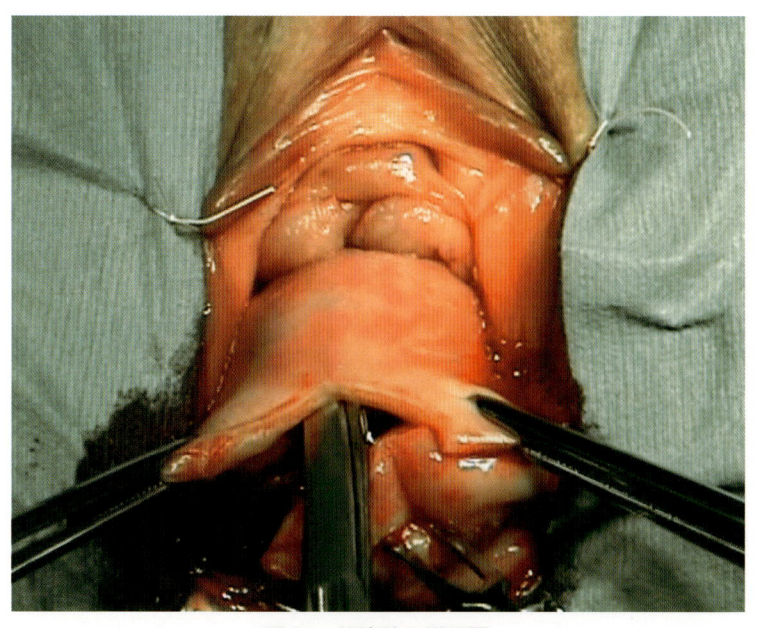

図 87 ▪ 前腟壁の縦切開

定する。

　②この時点では切断された前腟壁の下には膀胱が子宮頸部前面と左右の腟中隔に付着している。ここで膀胱と腟中隔を腱弓が確認できるまで左右両側へ剝離する。さらに膀胱と子宮頸部の剝離を膀胱腹膜翻転が出現するまで十分に挙上すると膀胱は袋状となって認められる(図88、89)。

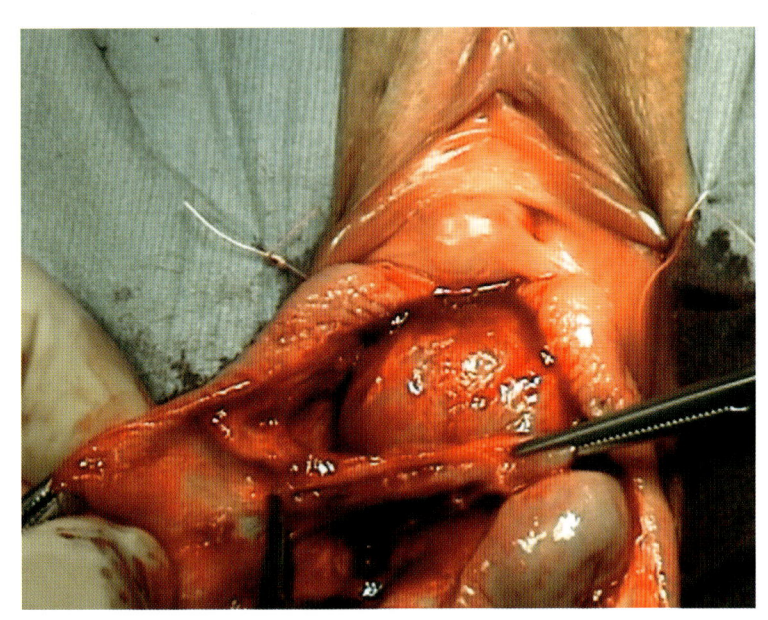

図88 ▪ 腟壁と腟中隔との剝離
中央にふっくらと膀胱が見える。

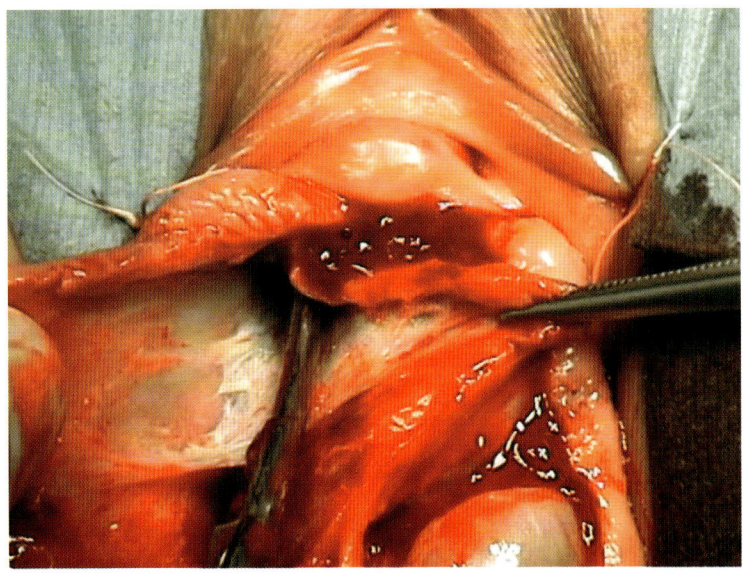

図89 ▪ 右側腟壁と腟中隔の剝離
腱弓まで行う。

2 前腟壁と腟中隔の剥離

①ここでのポイントは最初の正確な層の剥離である。腟壁は比較的硬く、腟中隔は軟らかいので剥離層が正確であれば抵抗なく容易にできる。腟壁の側方より細い血管が1～2本走行しており、時に出血を認めるが、ガーゼ圧迫など、必要に応じて簡単に止血する。

②前述の方法で腟式子宮全摘を終了し、直腸脱を合併する症例には前述したMcCall法や骨盤内ヘルニア門の閉鎖術を併用する（レベルI修復術）。腹膜の閉鎖を終了したならば（図90）、前腟壁の形成術を完成させる。腟中隔の縫合にはいろいろな方法があるが、巾着縫合法、前襟縫合法、のり巻き縫合などである。筆者は見た目がきれいな前襟縫合と、支持組織がしっかりと形成されるのり巻き縫合を愛用している。いずれも筋膜の断裂端をしっかり縫合、固定する（レベルII修復術）（図91、92）。

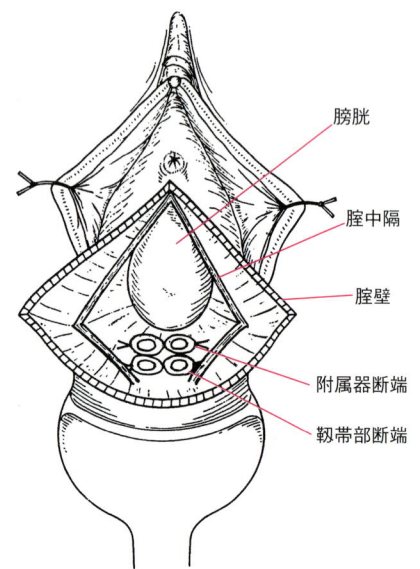

図90・腹膜の閉鎖と靱帯部の縫合

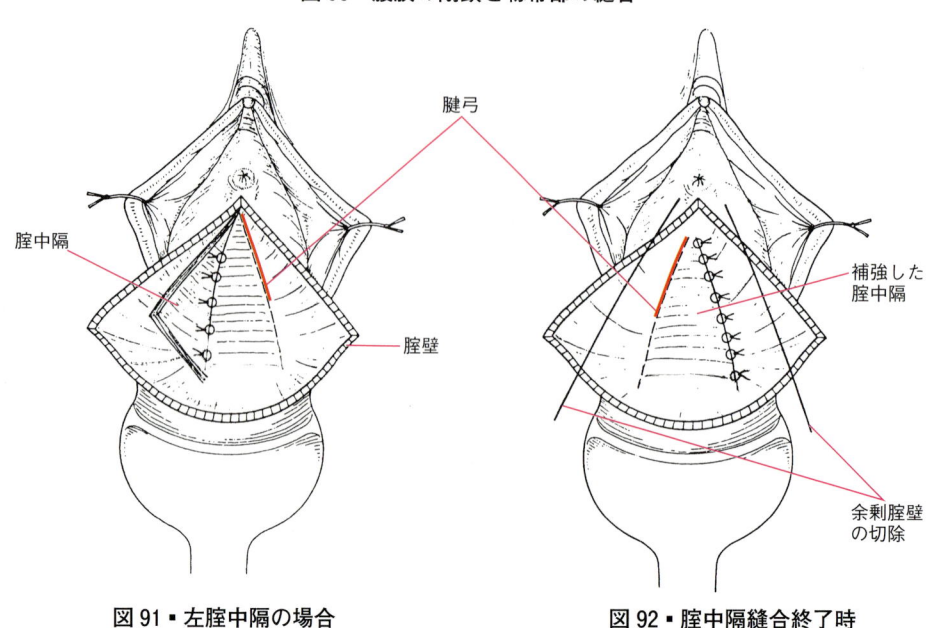

図91・左腟中隔の場合

図92・腟中隔縫合終了時

ⅰ) 前襟縫合は着物の前襟を合わせるように頸部恥骨筋膜 (腟中隔) を遊離弁状に、また、下筋膜が二重になるように左右の筋膜縁を互いの体側筋膜のできるだけ外側部 (腱弓部) に縫合する (図 93〜96)。本法は頸部恥骨筋膜 (腟中隔) が 2 層となり、正中欠損修復術としては優れている。

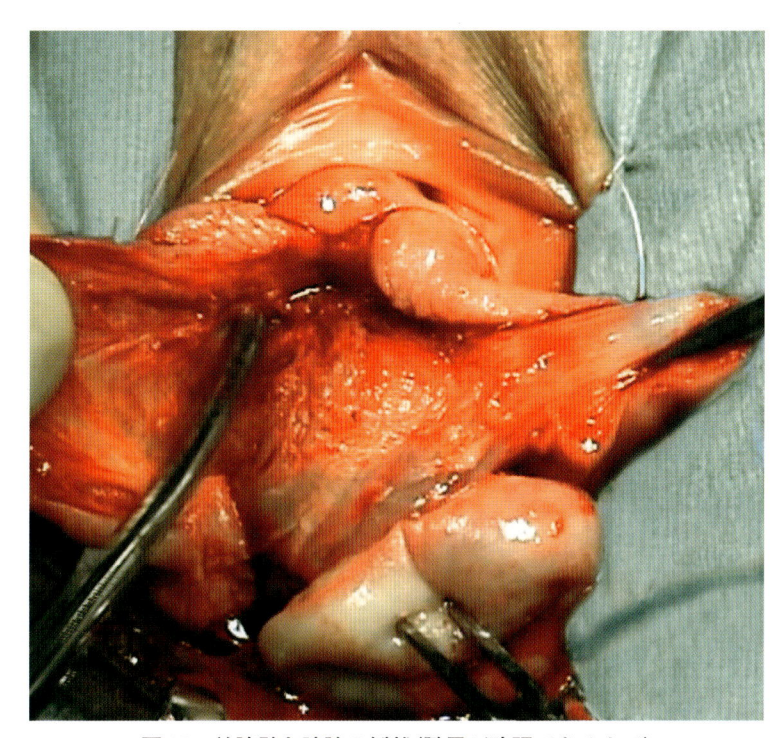

図 93 ▪ 前腟壁と膀胱の剥離 (腱弓が確認できるまで)

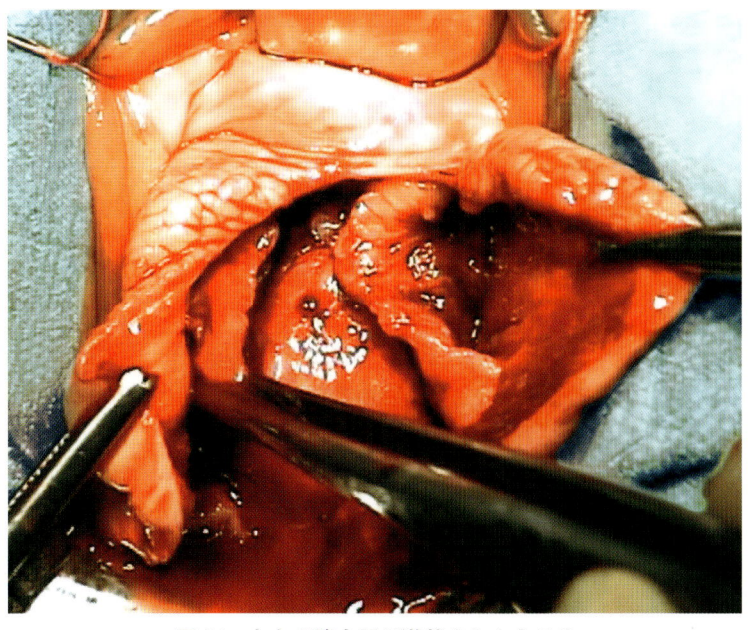

図 94 ▪ 左右の腟中隔が遊離されたところ

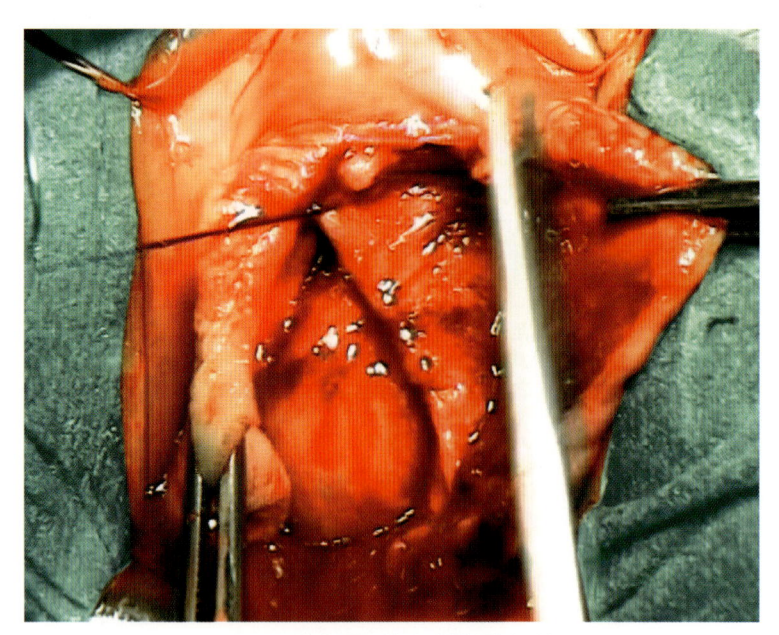

図95 ▪ 腟中隔の縫合(前襟縫合法)
左中隔を右腱弓と縫合する。

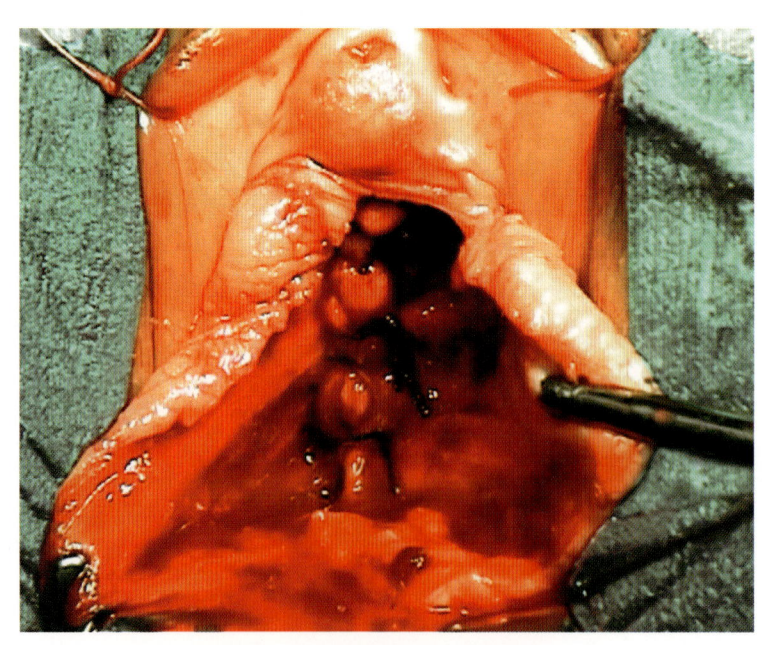

図96 ▪ 腟中隔の縫合終了(前襟法)

ⅱ)のり巻き縫合は遊離した腟中隔の先端を長ペアン鉗子でぐるぐると巻き込み、左右2本ののり巻きを完成させ、その巻きあげた左右の腟中隔を吸収糸で3〜4針縫合を置き、膀胱の前にかなり厚い索状の支持組織を形成することができる。

ⅲ)巾着法は頸部恥骨筋膜(腟中隔)を時計回り方向にタバコ縫合する方法であり、上下・左右を大きく巾着縫合する。以上の操作で膀胱は挙上され脱出はなくなる。

③余分な腟壁を切除し(図97)、前腟壁を単結節にて縫合する(図98)。

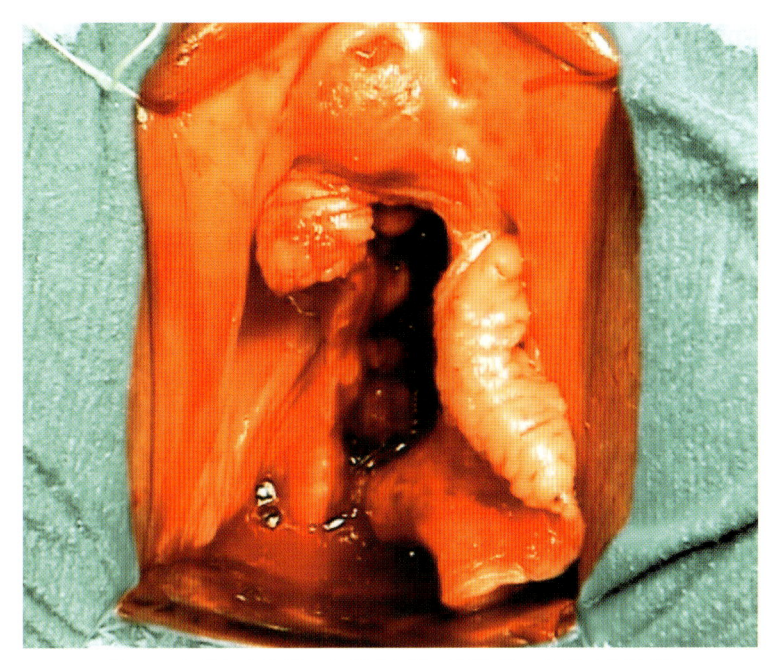

図97 ▪ 余剰した腟壁の切除(右側は切除後、左側は切除前)

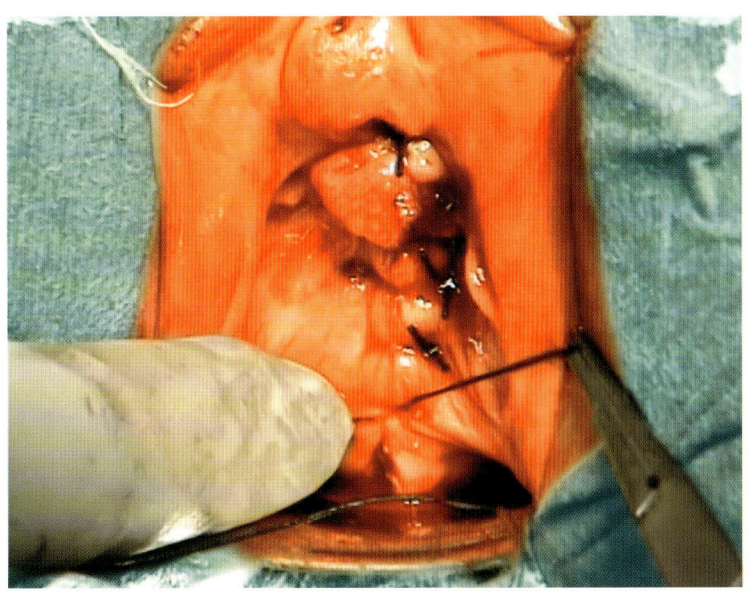

図98 ▪ 腟壁の単結紮縫合

II　後腟壁形成と会陰形成

　この部位の修復には肛門挙筋縫縮術、会陰形成術が行われる。いわゆるレベルⅢの修復術である。子宮脱症例においては腟入口部の哆開や直腸脱(肛門挙筋の不全)を認めることが多いので、挙筋の縫合術は必ず行う。但し、腟入口部の哆開や挙筋の不全を認めず、本操作を行うと腟入口部の狭小をきたして性交障害を起こすと考えられる場合は、この限りではない。

1　後腟壁切開

　①20万倍希釈ボスミン®加生食を切開部に浸潤させるが、後腟壁にはやや多く注入し剥離を助ける(図99)。腟入口部の横切開を行うが、あまり切開を大きくすると腟入口部の狭小をきたすのでほどよい長さとする。腟口の両端が決定したらコッヘル鉗子を左右に緊張させ、メスにて腟粘膜と皮膚との境界上に、深さ3〜5mm程度にほどよく横切開する。

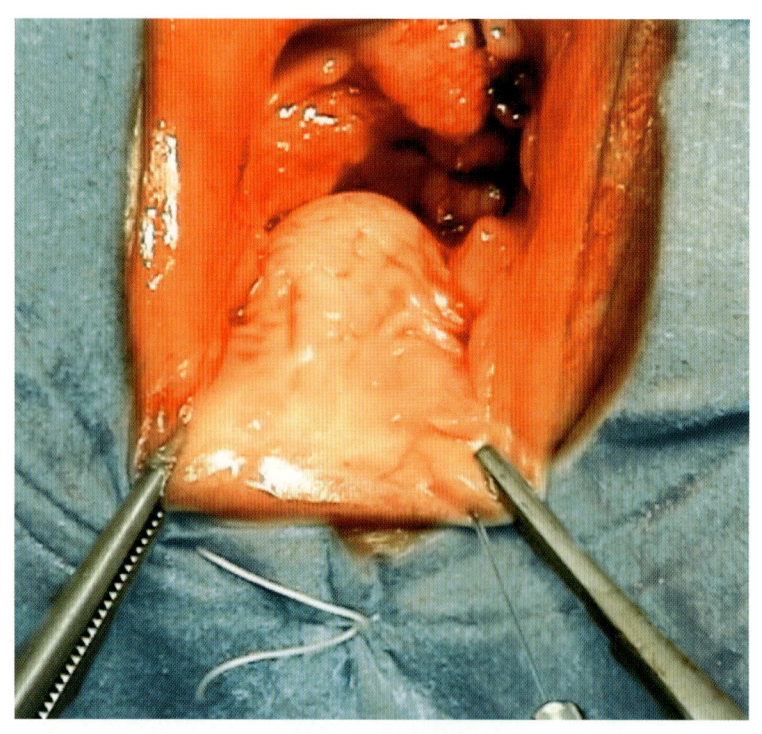

図99・後腟壁形成
ボスミン®加生食を注入。白色に変色する。

　②次いで後腟壁の縦切開を行うが、その切開の頂点は直腸脱の程度で決まり、直腸脱にて膨隆している腟壁の上縁とする。切開は三角の頂点と腟入口部を緊張させ、横切開部よりクーパー剪刀の凹面を上に向け、後腟面の裏に進入させゆっくりと剥離を進める。最初の挿入部が瘢痕などにより硬い結合織の場合には鋭性に切開する。

③クーパー剪刀が膣壁と膣中隔の間にある程度進入したなら、直腸に注意しながら後膣壁の頂点まで鈍性に剥離する。この剥離は無理をせず剥離した部位の切開を順次進めることがよく、一気に行う必要はない。剥離が終了したならば後膣壁を縦切開し、二等辺三角形の両側の膣壁(直腸膣中隔を含む)と直腸を剥離する(図100)。直腸と膣壁の間隙は狭小なので初心者では肛門より示指を挿入しその厚さを確認するのがよい。二等辺の余まった膣壁は切除する。

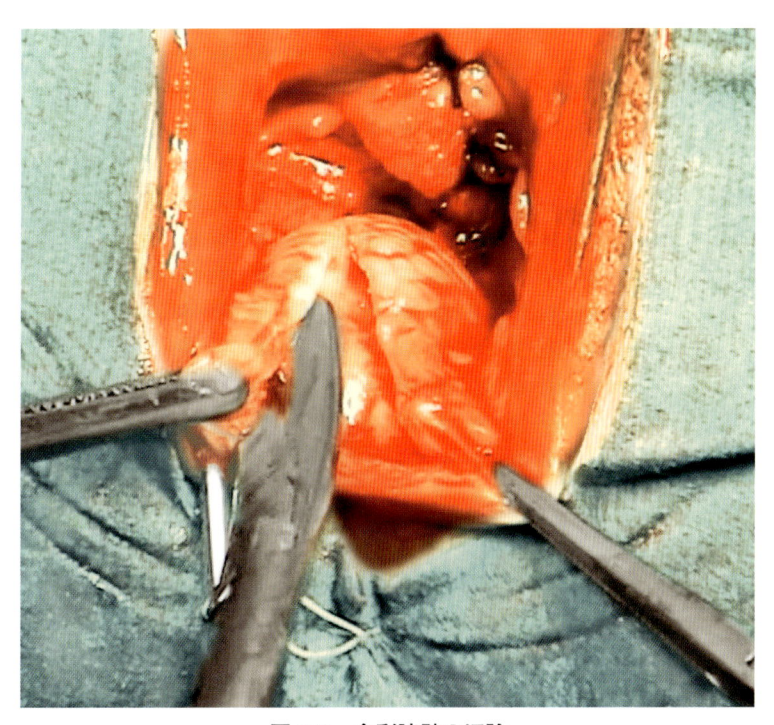

図100 ■ 余剰膣壁の切除

　④この時点で直腸瘤の腹膜が薄く観察される場合は、腹膜部位の外周にタバコ縫合を設置し直腸瘤を閉鎖するとよい。

【後膣壁形成術のコツ】
　後膣壁形成術は子宮脱根治手術の1操作に過ぎないが、手抜きのできない手術である。あまりに狭く膣口を形成すると性交障害をきたすのでほどよい大きさに造ることである。肛門挙筋は個人差が大きくほとんど触れない人からしっかりした人までいろいろあり、無理に挙筋を露出させないで周囲結合織を十分に剥離して挙筋の結合織を一括して拾い、中央にて寄せる方法がよい。余剰の腹壁の切除は、会陰部の瘢痕などを考慮して切除する。

2 肛門挙筋の縫合

肛門挙筋の確認は拇指と示指で索状の抵抗として触れるが、挙筋の性状は個人個人により異なるのでその性状に注意する。最近では直腸側腔方向へ抵抗のない方向に剥離を進めてゆくだけで、特に挙筋を確認しないで索状部を2〜3ヵ所の縫合を行うだけにしている（図101）。肛門挙筋の縫合は直腸に注意し、縫合終了時に示指の先端を肛門より挿入し、縫合糸が直腸にないことを念のため確認する。そして腟壁の切開頂点部より順次下方向へ結節縫合を行い腟壁縫合を終了する（図102）。

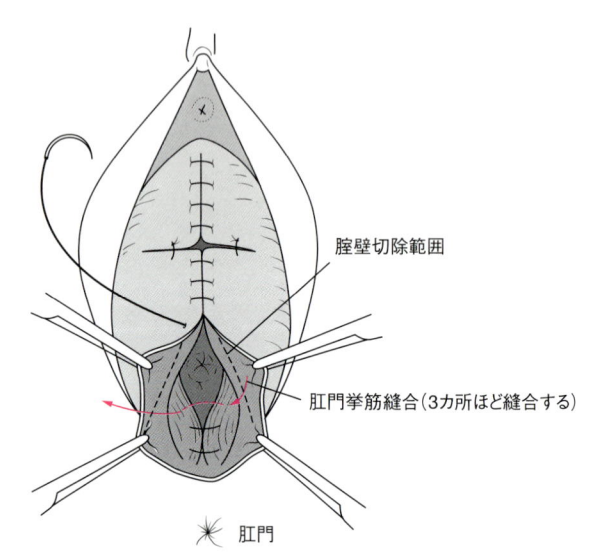

図101 ▪ 直腸腟筋膜修復と肛門挙筋縫合

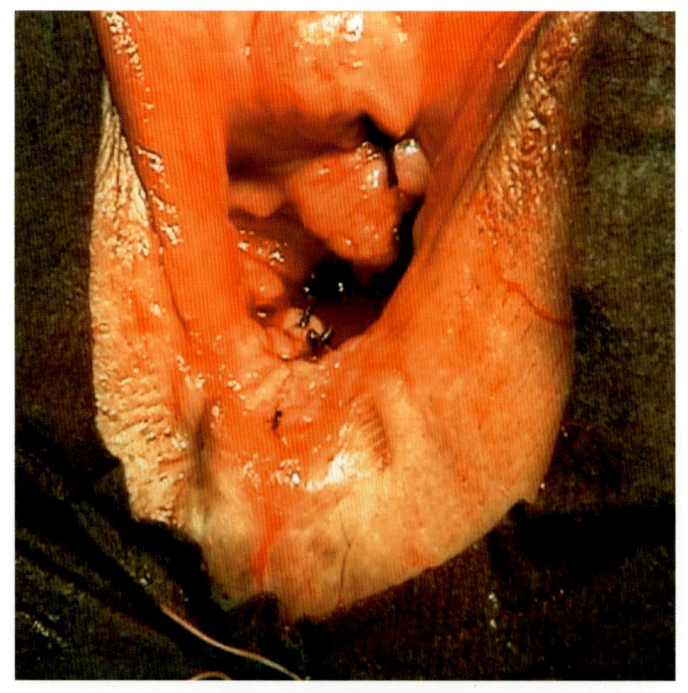

図102 ▪ 後腟壁縫合の終了

III 会陰形成

　分娩後の第Ⅲ度裂傷の縫合と同じで、その程度により異なる。基本的には左右に断裂、膵開した球海綿体筋は縫合、再構築する。また肛門挙筋が断裂し左右不均一になっている場合は埋没した肛門輪状筋を探し出し、反対側と数ヵ所縫合し、さらに肛門挙筋を後腟壁形成と同じ要領で形成縫合し再構築する。

> **【完全子宮脱根治手術のポイント】**
> 　完全子宮脱の程度は個人差が多く、膀胱脱や直腸脱を合併していることも多く、以下に記した case by case の術式を追加する対応が必要となる。
> 　また、子宮動脈の結紮において子宮の萎縮度も異なり、小さな子宮に対しては子宮動脈の分離結紮を用い尿管を確認することにより尿管損傷の危険を回避することができる。
> ・仙骨子宮靱帯を固定・縮小させる McCall 法。
> ・腸骨尾骨筋膜を固定する Inmon 法。
> ・前腟壁形成術では尿道膀胱移行部にマットレス縫合を加えて支持する Kelly 縫合。

おわりに

　手術の上達は素質に影響される部分もあるが、不器用であっても、平素の研鑽と不断の努力により、技術が円熟し、卓越した術者になり得る。また最初からよき指導者によって教えられ、いわゆる「我流」に走らず技量を完成させることが大切で、上達の根源は知識ばかりでなく、身体で覚えた基本的手術手技にあると考えている。教えられた秘術はすぐ忘れてしまうが、名人の手術を見学したり、ビデオでわからない部分を何回も繰り返し見ながら盗みとった技術は自分のものとなり、やがて自分自身で手術学を習得するときになってゆっくりと開花してゆくものなので、心して手術を愛し、対峙して頂きたい。

　広汎性子宮全摘出術で指導頂いた、野田起一郎博士、栗原操寿博士、天神美夫博士、高見澤裕吉博士、また、腟式手術の稿にあたってはご指導頂いた杉山四郎博士、辻　啓博士、永田一郎博士ならびに慈恵医大の先輩各位に感謝致します。

参考文献

1) Werner Platzer(著), 石川春律(訳)：局所解剖学アトラス. 文光堂, 東京, 1983.
2) 草間 悟(編)：手術学入門. メディカル葵出版, 東京, 1989.
3) 玉舎輝彦：産婦人科手術の基本と応用. 金芳堂, 大阪, 1989.
4) 中村清吾：手術の基本；切開・縫合・吻合のすべて. 外科治療(増刊号), 永井書店, 大阪, 1998.
5) 関 洲二：手術手技の基本とその勘どころ. 金原出版, 東京, 2000.
6) 日本産婦人科手術学会(編)：産婦人科手術スタンダード. メジカルビュー社, 東京, 2005.
7) 塚本直樹(編)：婦人科腫瘍の手術療法. 新女性医学大系, 第43巻, 中山書店, 東京, 2001.
8) 遠藤幸三：実地婦人科手術. 金原出版, 東京, 1984.
9) 樋口一成：腹壁横切割法. 図解手術叢書, 金原出版, 東京, 1985.
10) 日本産婦人科手術学会(編)：産婦人科手術 10. メジカルビュー社, 東京, 1999.
11) 日本産婦人科手術学会(編)：産婦人科手術 14. メジカルビュー社, 東京, 2003.
12) 辻 啓：最新婦人科手術. 永井書店, 大阪, 1990.
13) 松野正紀, 畠山勝義, 兼松隆之(編)：消化器外科手術のための解剖学. メジカルビュー社, 東京, 2003.
14) 牧野尚彦, 葭原 尚：イラストレイテッド外科手術. 医学書院, 東京, 2005.

和文索引

あ
アビテン® 37
編み糸 18
　──の拠り糸 19
圧迫止血 37
圧迫症状 60

い
インスタット® 37
インテグラン® 37
胃結腸間膜 12,13
胃脾間膜 13

う
運針回転 20
運針技術 21
運針法 20

え
会陰形成 104,107
　──術 104
会陰切開術 16
永久止血法 36
鋭針 17
円周運動 20
円靱帯 61

お
オートソニックス 40
オキセル® 37
オプサイト® 42
横隔膜の stripping 12
横切開閉腹時 56
横切開法 12,41
　──のコツ 52
　──，腹壁 46
男結び 23,26
女結び 23,26

か
カットグット 18
下臀動脈 8
下腹神経 10
下腹壁静脈 12,50
下腹壁動脈 12
下膀胱動脈 8
過多月経 60
回転運動 20
外陰部 5
外腸骨静脈 8
外腸骨動脈 8
角針 17
片手結び 23,25
完全手術 11
鉗子 32
　──，止血 32
　──，弱彎鋸歯 90
　──，把持 32
　──，剝離 32

き
基靱帯 10,82
基本操作 14
器械結び 23,25
逆行性子宮全摘 11
弓状線 12
球海綿体筋 5
境界領域の手術 4
曲剪刀 31
局所解剖 3
局所止血剤 37
巾着法 102
巾着縫合 102
筋腫分娩 60

け
下腸管膜動脈 11,13
外科結び 23,26
頸部恥骨筋膜 101,102
血管テープ 36

結紮 38
　──，子宮動静脈 70
　──，子宮動脈 69
結紮法 23
　──（男結び） 23,26
　──（女結び） 23,26
　──（片手結び） 23,25
　──（器械結び） 23,25
　──（外科結び） 23,26
　──（三重結び） 23,26
　──（縦結び） 23
　──（単結び） 23
　──（両手結び） 23,24
　──，子宮動脈集束 60
　──，集束1回 65
　──，無 77
結節縫合 26
　──，単純 16,26
減張縫合 28
減量手術 11

こ
コアギュレーティング・シアーズ 32
小林式二重結紮 90,92
広汎性子宮全摘出術 7
交感神経系 10
肛門機能温存骨盤除臓術 11
肛門挙筋 106
　──筋膜 97
　──上方骨盤除臓術 11
　──縫縮術 104
肛門輪状筋縫合 16
後腟壁形成 104
　──術 105
後腹膜腔 12
後方骨盤除臓術 11
鉤の持ち方 15
合成吸収糸 19
合成繊維 18
骨盤機能保持 10
骨盤筋膜腱弓 7,97
骨盤除臓術 11
　──，肛門機能温存 11

──, 肛門挙筋上方　11
　　──, 後方　11
　　──, 前方　11
骨盤神経叢　10
骨盤底　6
骨盤底臓器の支持機構　97
　　──(レベルⅠ)　97
　　──(レベルⅡ)　97
　　──(レベルⅢ)　97
骨盤内臓神経　10
骨盤内低位前・後方全摘出術　7
骨盤漏斗状靱帯側　61

　　　さ

サージセル®　37
坐骨海綿体筋　5
三重結び　23,26

　　　し

シーリングシステム　16
子宮切半法　77
子宮全摘出術
　　──, 逆行性　11
　　──, 広汎性　7
　　──, 腟式　77
子宮脱　97
　　──根治手術　7,97
子宮動静脈結紮　70
子宮動脈　8
　　──結紮　69
　　──集束結紮法　60
　　──の挾鉗　86
止血鉗子　32
止血法　36
　　──, 永久　36
止血法の種類　37
　　──sonic coagulating shears　38
　　──(圧迫止血)　37
　　──(局所止血剤)　37
　　──(結紮)　38
　　──(動脈塞栓術)　38
　　──(ヘモクリップ)　38
　　──(縫合)　38
死腔　21,96
視野の展開　15

自律神経叢　10
持針器　19
　　──の持ち方　22
実質出血　36
弱彎鋸歯鉗子　90
手術助手　15
手術戦略学　3
手術の禁忌　45
手術用電気機器　40
集束1回結紮法　65
縦切開　12
術時の姿勢　15
術者の姿勢　14
術中出血　36
順針　20
上臀動脈　8
上膀胱動脈　8
静脈叢　8
真結節　23
真皮縫合　28
深子宮静脈　8

　　　す

スポンゼル®　37

　　　せ

セプラフィルム®　76
ゼルフォーム®　37
性器脱　6
　　──手術　7
性交障害　104
切半法　88
　　──, 子宮　77
鑷子　34
仙骨子宮靱帯　65,82
浅会陰横筋　5
浅子宮静脈　8
浅腹壁静脈　12
浅腹壁動脈　12
剪刀　29,31
　　──, 曲　31
　　──, 直　31
　　──, 剝離　31
　　──, メーヨ　31
前腟壁形成術　98
前方骨盤除臓術　11

　　　そ

ソノサージ　40
鼠径部　5
鼠径リンパ節郭清　5
総腸骨静脈　8
総腸骨動脈　8
側臍靱帯　8

　　　た

タココンブ®　36,37
タバコ縫合　28,93
ダグラス窩　65
　　──腹膜　81
大腿神経　5
大腿動脈血管　5
縦結び　23
単一素材　18
単純結節縫合　16,26
単繊維　19
単結び　23

　　　ち

恥骨頸部筋膜　97
腟腔　73
腟式子宮全摘出術　77
腟式手術　77
　　──の適応　77
腟中隔　100,101,102
腟壁移行部　71
超音波凝固切開装置　39
腸線　18
直剪刀　31
直腸側腔　10
直腸脱　104
直腸腟筋膜　97
直腸粘膜縫合　16
直腸瘤　105

　　　て

デキソン　19
低電圧凝固　39
天然繊維　18
纏絡縫合　28
電気メス　29

と

動脈塞栓術(間接法) 38
鈍針 17
鈍性剥離 48

な

内腸骨静脈 8
内腸骨動脈 8

に

二重結紮 90
　——，小林式 90,92
尿管損傷 60
　——回避 60
尿生殖隔膜筋群 6
尿生殖裂孔 7

の

のり巻き縫合 102

は

ハーモニックスカルペル 40
ハサミ 31
バイオクルーシブ® 42
バイクランプ® 40
バイクリル 19
バイポーラシザース 32,39
バルーンカテーテル 96
パンネンスチール法 46
把持鉗子 32
排尿障害 97
排便障害 97
白線 12
剥離鉗子 32
剥離剪刀 31
半核出法 77

ひ

ヒヤリ・ハット 20
ピンセット 34
皮膚切開 41
皮膚縫合 41,58

脾結腸間膜 12,13
樋口式横切割法 46

ふ

ブレード 18
プローリン® 38
伏在裂孔 5
副交感神経系 10
副損傷 36
腹壁横切開法 46
腹膜縫合 53,75,93
分割法 77,88

へ

ヘモクリップ 38
ベリプラスト® 37
閉鎖静脈 8
閉鎖動脈 8

ほ

ポリグリコール酸(PGA)糸 19
保存手術 3
縫合 38
縫合糸 17
　——の種類 18
　——の特性 18
縫合針 16
縫合法 26
　——(8字縫合) 27
　——(Kelly縫合) 107
　——(Z字縫合) 27
　——(巾着縫合) 102
　——(結節縫合) 26
　——(減張縫合) 28
　——(肛門輪状筋縫合) 16
　——(真皮縫合) 28
　——(タバコ縫合) 28,93
　——(単純結節縫合) 16,26
　——(直腸筋膜縫合) 16
　——(纏絡縫合) 28
　——(のり巻き縫合) 102
　——(皮膚縫合) 41,58
　——(腹膜縫合) 53,75,93
　——(マットレス縫合)

16,28
　——(埋没縫合) 16
　——(前襟縫合) 101
　——(連続皮内縫合) 27
　——(連続縫合) 15,27,53
傍大動脈リンパ節 12
膀胱圧抵鉤 80
膀胱機能温存術式 10
膀胱脚 81,85
　——部(前層) 64
膀胱子宮靭帯後層 10
膀胱側腔 10
膀胱腟中隔 77
膀胱腹膜 88
膀胱腹膜翻転 99
　——部 63

ま

マットレス縫合 16,28
マルチフィラメント 19
埋没縫合 16
前襟縫合 101
丸針 17

み

ミクリッツ法 36

む

無結紮切断操作 82
無結紮法 77

め

メーヨ剪刀 31
メス 29
　——，電気 29

も

モノフィラメント 18,19
モノポーラ(単極式) 39

ゆ

有茎筋腫 60

ら

卵円孔　5
卵巣癌　7
　——根治手術　10
卵巣静脈　13,61
卵巣提索　61
卵巣動脈　13,61

り

リガシュアー®　40
リンパ郭清　12
リンパ瘻　13
両手結び　23,24
輪状切開　78

れ

レベルⅠ修復術　100
レベルⅡ修復術　100
連続皮内縫合　27
連続縫合　15,27,53

わ

彎曲針　16

欧文索引

8字縫合　27
20万倍希釈ボスミン®加生食　78

A

arcus tendineus fascia pelvis　97

C

cytoreduction　11

D

Delancy　97

I

IMA（inferior mesenteric artery）　13
Inmon法　107

K

Kelly縫合　107

L

Linea alba　12
Linea arcuata　12

M

Maylard切開　46
McCall改良法　98
McCall法　98,100,107
Mikulicz法　36
Monk's white line　11

O

oozing　36
optimal debulking　11

Q

QOL　4,46

S

sonic coagulation shears　38,39

T

T字型切開　50
TAE（transcatheter arterial embolization）　38

U

UAE（uterine arterial embolization）　39

Z

Z字縫合　27

安田　允（やすだ　まこと）

1968 年：東京慈恵会医科大学卒業
1969 年：東京慈恵会医科大学産婦人科入局
1978 年：　同　講師
1985 年：　同　助教授
1998 年：　同　教授
2005 年：東京慈恵会医科大学大学院研究科産婦人科教授
2009 年：東京慈恵会医科大学客員教授（現職）
2011 年：獨協医科大学大学院特任教授

婦人科手術手技
—基本操作と応用（慈大式横切開法、腟式手術など）—

ISBN978-4-907095-11-6 C3047

平成 26 年 4 月 20 日　第 1 版発行

著　者────安　田　　　允
発行者────山　本　美　惠　子
印刷所────三　報　社　印　刷 株式会社
発行所────株式会社 ぱーそん書房
〒101-0062 東京都千代田区神田駿河台 2-4-4 (5 F)
電話 (03) 5283-7009 (代表) /Fax (03) 5283-7010

Printed in Japan　　　　　　　　　Ⓒ YASUDA Makoto, 2014

・本書の複製権・翻訳権・上映権・譲渡権・公衆送信権（送信可能化権を含む）は株式会社ぱーそん書房が保有します．
・JCOPY＜(社)出版者著作権管理機構　委託出版物＞
本書の無断複写は著作権法上での例外を除き禁じられています．複写される場合には，その都度事前に(社)出版者著作権管理機構（電話 03-3513-6969，FAX 03-3513-6979，e-mail：info@jcopy.or.jp）の許諾を得て下さい．